痛风科普**100**问

名誉主编：邹和建

主　　编：朱小霞　万伟国

副主编：薛　愉　孔　宁　毛莉华

编　　委：（按姓氏笔画排序）

于一云　万伟国　王　茜　王令彪　毛莉华　孔　宁

叶文静　吕　玲　朱小霞　朱载华　刘寄语　孙　迪

杨　雪　吴菊蕾　张　炯　陈　锟　陈芳芳　林　丛

郑舒聪　赵　力　赵天仪　宣丹旦　徐　睿　余婷婷

曹　灵　梁敏锐　谢春梅　蔡叶华　薛　愉

学术秘书：曹　灵　赵　力

插　　图：陈统雄　涂单玉

复旦大学 出版社

序

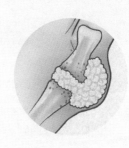

　　痛风是一种古老的疾病,以往多见于生活奢靡的"帝王将相""达官贵人",因此被称为"帝王病"。随着人民生活水平的提高,生活方式的改变,高尿酸血症和痛风也潜入了寻常百姓家,逐渐成为常见病、多发病。

　　复旦大学附属华山医院和国家疾病预防控制中心合作开展的高尿酸血症全国流行病学调查结果显示,目前我国成年人高尿酸血症的患病率已经达 14%,且呈逐年增高的趋势。高尿酸血症已经成为继"高血压""高血糖""高脂血症"三高之后的"第四高"。约 10%患者的高尿酸血症最终演变为痛风,这严重影响患者的生活质量和工作能力。高尿酸血症除可诱发痛风外,还与心脑血管损伤、尿酸性肾结石、慢性肾损害及急性尿酸性肾病等密切相关。

　　社会大众和患者对于高尿酸血症、痛风的认识呈现"两个极端"。大多数人群对高尿酸血症和痛风缺乏正确认知,在疾病治疗过程中依从性差,坚持长期规范治疗者甚少。另一个极端为"偏听偏信",特别倾心于"灵丹妙药""秘方""土方",滥用偏方危及生命的现象时有发生。

　　随着互联网技术和自媒体的发展,老百姓对于医疗保健信息非常关注,可快速获得各类资讯,但同时网络信息,良莠不齐,其中不乏"以讹传讹",伪科学的"科普信息"或"专家建议"。轻则让人哭笑不得,重则让人上当受骗,受害者不在少数。

作为国内专注于高尿酸血症、痛风临床和科研工作的专业团队,每每遇到患者或高危人群因为错误认知没有规范接受治疗,进而产生严重后果追悔莫及,我们都感到无奈和心痛,更感到有责任"拨乱反正"。十多年来,科室全体医护人员通过"恒健痛风病友会""医直播"互联网医学科普平台、公众号、病友群等方式,致力于传播权威、正确的疾病知识。基于多年来的科普工作经验,我们将患者和家属特别关注的相关知识汇集成册,出版此书。内容涉及疾病基本知识、生活调养、饮食控制、药物治疗等方面,可以解答病友们绝大部分关注的问题。痛风病友们阅读此书,可以对疾病有一个正确的认识,培养健康的生活方式,配合医生及时科学诊治,一定能使疾病得到有效控制,进而得到临床治愈。

诚挚希望同行及病友,在阅读此书后提出宝贵的意见和建议。

邹和建

2023 年 1 月

前　言

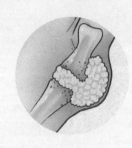

　　痛风是一个可以"临床治愈"的疾病，但常常因认知不够而误诊、误治，导致疾病迁延不愈或脏器损伤。高尿酸血症是痛风的致病基础，患病率逐年升高，已经与"高血压、高血脂、高血糖"一样，成为严重影响人类健康的高发病，并且呈显著的年轻化趋势。近期复旦大学附属华山医院和国家疾病预防控制中心合作开展的高尿酸血症全国流行病学调查结果显示，我国成人居民高尿酸血症患病率为 14.0％，患病高峰年龄段为男性 18～29 岁和男性 30～39 岁，分别达到了 32.3％和 28.4％。导致这一现象最重要的原因是人们生活方式的改变，包括高嘌呤饮食、活动量减少、晚睡、夜宵等。

　　目前，人们对痛风和高尿酸血症的认知远远不够，不规范或者不及时治疗，往往会导致慢性痛风性关节炎、痛风石，最终引起关节畸形，功能丧失。而长期血尿酸升高及反复发作的炎症，是导致肾脏和心脑血管损害的重要因素。一旦出现严重并发症，不仅治疗更加困难，也会增加医疗负担和社会经济负担。

　　复旦大学附属华山医院风湿免疫科痛风团队一直致力于痛风和高尿酸血症的知识推广和科普，打造了一个全新模式的痛风/高尿酸血症病友会。自"恒健痛风病友会"成立以来，我们坚持撰写科普短文，制作音频、视频，通过微信公众号、喜马拉雅、微博、直播等多媒体渠道定期推送，同时坚持在社区和基层实地开展科普宣讲会,努力向公众传递前沿、接地气的医学知识。

　　基于以上原因和工作基础,我们着手编写这本《痛风科普100 问》,从病因、合并症与并发症、临床表现、检查、治疗、生活方式、痛风石等 8 个方面,选择病友关注的 100 个问题进行介绍,希望能将更多的痛风知识带给大众。诚然,我们在编写过程尽心尽力,但书中瑕疵在所难免,希望各位同道及病友不吝赐教,以便指导我们不断完善和提高。

朱小霞

目 录

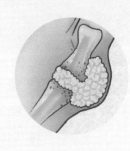

002

第三篇 痛风/高尿酸血症——临床表现........035

第四篇 痛风/高尿酸血症——检查........050

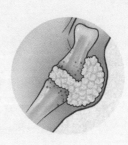

第一篇　痛风/高尿酸血症
——病因

1. 什么是尿酸

徐　睿　朱载华　宣丹旦

徐　睿　朱载华　宣丹旦

　　提起尿酸,大家都觉得尿酸应该是尿液中的成分,患者来了门诊撂下一句:"医生,帮我验个尿,我要看看我尿酸高不高!"那么,尿酸是什么? 跟尿有什么关系呢?

　　1776 年,瑞典化学家卡尔·威廉·舍勒首次从肾结石中分离出了尿酸,证实了尿酸存在于人体中。尿酸呈弱酸性,微溶于水,容易形成晶体。其实尿酸并不仅仅存在尿液中,它和血脂、血糖一样存在人体的血液中。尿酸水平过高,长期不能控制,会形成尿酸盐结晶并沉积在关节或组织中。如果抽取关节腔积液进行偏振光显微镜检查,发现双折光的针形晶体,即尿酸盐晶体,这对痛风具有诊断意义。

　　尿酸是嘌呤代谢的产物,人体内尿酸的来源有两种:一种是由我们摄入食物中的核苷酸分解所产生,称之为外源性尿酸(占比 20%);另一种是我们人体自身产生,称之为内源性尿酸(占比 80%)。尿酸以游离单尿酸盐形式主要经过肠道和肾脏排出体外,前者约占 1/3,后者约占 2/3。肾脏是尿酸排泄的主要器官。通常体内血尿酸处于一种动态平衡状态,保持稳定水平,但当体内产生的尿酸过多或者是排出减少时,就会出现高尿酸血症。

那尿酸值是怎么检测的呢? 很多人会以为尿酸既然有个"尿"字,那一定是通过尿液来检查的,然而并不是。我们通常所说的尿酸高不高是指人体血液中的尿酸水平是否正常,需要通过抽血来化验。我们也可以检查尿液中的尿酸水平,不过目的是评估肾脏排泄尿酸的功能是否正常,从而来判断患者的高尿酸血症是不是由肾脏尿酸排泄功能受损导致。

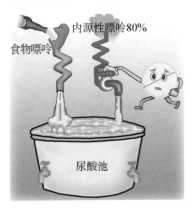

相信很多患者都知道,血尿酸过高,就和高血脂、高血糖一样会危害我们的健康,导致多种器官损害,例如痛风性关节炎、肾结石、尿酸性肾病、心脑血管病变等。但是,各位患者需要记住,尿酸也不是越低越好,它在人体内存在自然有它的理由。正常水平的尿酸对人体是有保护作用的,尿酸水平太低的人,更容易患阿尔茨海默病、帕金森病等神经退行性疾病。

2. 高尿酸血症就是痛风吗

徐　睿　朱载华

很多人觉得高尿酸血症就是痛风,体检发现血尿酸升高就很紧张。那高尿酸血症到底是不是痛风呢? 我们要先从高尿酸血症和痛风的概念说起。

相信经过前面的介绍,大家都知道我们平常说的尿酸值并不是指尿液中的尿酸,而是指血液中的尿酸。单纯性高尿酸血症是指不论男女,血尿酸水平高于 420 微摩尔/升(7.0 毫克/分升)即为高尿酸血症,但是并无痛风性关节炎发作。420 微摩尔/升是尿酸在血液中的饱和浓度,超过这个浓度,尿酸就会以晶体的形式沉积到关节和其他组织中。因此,目前把血尿酸高于 420 微摩尔/升定义为高尿酸血症,无男女之分,并不是既往观念中女性血尿酸水平高于 360 微摩尔/升,男性血尿酸水平高于 420 微摩尔/升。

过去,痛风被认为是帝王将相病,是吃出来的富贵病,被称为"帝王之病"。现在则是普通老百姓患的常见病,被称为"病中之王"。痛风是一种代谢性疾病,由于嘌呤代谢紊乱或尿酸排泄减少导致高尿酸血症,尿酸盐结晶沉积在关节或者软组织中,引

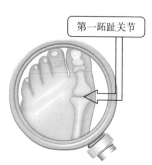

第一跖趾关节

起急性而剧烈的关节肿痛。痛风的自然病程可分为急性期、间歇期、慢性期。急性期痛风性关节炎常在饮酒或高嘌呤饮食后急性发作,表现单个关节红肿热痛,剧痛如刀割样或咬噬样,常发生于第一跖趾关节,通常于 24~48 小时达到高峰,3 天到 1 周可自然缓解。急性关节炎发作缓解后会出现无症状间歇期,每个患者的间歇期时间差异非常大,从数周到数年不等。

很多人一看自己血尿酸高了,就认为自己得了痛风。事实并非如此。当我们知道了高尿酸血症和痛风概念的区别,就能理解两者的关系了。高尿酸血症是痛风的先决条件,但是高尿酸血症并不等同于痛风,仅有 10%~20% 的高尿酸血症患者最终会发展为痛风。但是如果不对此重视,长时间的高尿酸血症会导致痛风石、痛风石性慢性关节炎,并可发生尿酸盐肾病、尿

酸性尿路结石等,严重者可出现关节致残、肾功能不全。另外,痛风还常与肥胖、高脂血症、糖尿病、高血压及心脑血管病伴发。

这下,各位患者了解了高尿酸血症和痛风的区别了吧!

3. 痛风和高尿酸血症是常见病吗

曹　灵　朱小霞

1910 年,考古学家在埃及发现了带有痛风石的木乃伊,可见在远古时代痛风就已影响到人类的生活。查阅历史文献可知,在公元前 400 多年,古人就已对痛风的表现与症状有所记载。记载中的痛风是少见疾病,常发生在帝王、贵族或生活富足的商人,追究其因,和他们饮酒、吃大鱼大肉等生活方式相关,其中高嘌呤饮食是主要诱因。

如今,随着社会经济发展,人们生活方式和饮食结构发生改变,我国高尿酸血症患病率逐年升高。血尿酸升高除了可引起痛风之外,还与肾脏、内分泌代谢、心脑血管等疾病的发生和发展有关。血尿酸水平受年龄、性别、种族、遗传、饮食习惯、药物、环境等多种因素影响。研究显示,男性高尿酸血症及痛风的患病率高于女性,城市高于农村,沿海高于内陆。我国不同地区高尿酸血症患病率存在较大的差别。

2018 年中国疾病预防控制中心发布的最新数据显示,中国高尿酸血症患病率达到了 14%,其中男性 24.5%,女性 3.6%。过去认为,高尿酸血症患病率随年龄增长而增高。但现在,随着年轻人生活方式的改变,高尿酸血症患病逐渐年轻化,尤其是在青年男性中。2018 年调研中发现,中国青年(18~29 岁)男性高尿酸血症患病率达到了 32.3%。长期的高尿酸血症若得不到纠正,部分患者就发展为痛风。目前尚缺乏全国范围内的痛风流行病学数据,各地报道的痛风患病率在0.86%～2.20%不等,其中男性为1.42%～3.58%。

痛风和高尿酸血症已经从一个"帝王病"发展为目前的"病中之王",困扰着我们很多的患者。对此,我们需要引起重视,因为尿酸高不仅可能引发痛风,还可能对肾脏、血管等造成损伤。2017年,在复旦大学附属华山医院邹和建教授等国内知名专家的倡议下,把每年4月20日定为宣传痛风科普知识日,这一天被称为"420全民关注痛风日"。这是因为420这个数字正是诊断高尿酸血症的临界值,如果非同日两次检测的血尿酸水平都超过420微摩尔/升即可确诊高尿酸血症。

自此之后,每年4月20日,全国范围内都会出现多种形式的痛风和高尿酸血症科普宣教,旨在让广大患者更多地了解高尿酸血症和痛风,做到未病先防,早诊早治!

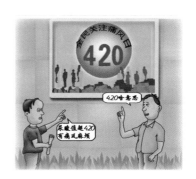

4. 尿酸高是不是肾脏不好

徐 睿 朱载华 宣丹旦

提起尿酸升高,大家总会联想到肾脏是不是出了问题。肾脏的确在尿酸排泄过程中起着相当重要的作用,那血尿酸升高究竟是不是仅仅因为肾脏不好呢?

在第1问中,我们已经知道尿酸的来源和去处了,正常情况

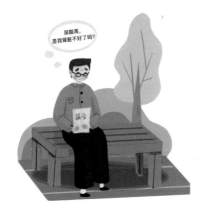

下,尿酸在体内处于一个动态水平,但是平衡一旦被打破,可能导致高尿酸血症。

知道尿酸的来龙去脉之后,我们就明白了,尿酸高不仅仅是因为肾脏不好这么简单。

尿酸高分为两种原因,第一种是尿酸产生过多,第二种是尿酸排泄减少。尿酸产生过多又分几种,最多见的就是嘌呤摄入过多,高嘌呤饮食导致尿酸生成超出了人体尿酸排泄能力,堆积在血液和组织中。随着生活水平的提高,人们饮食习惯的改变,摄入过多已成为高尿酸血症的一个重要因素。另外血液病,服用药物及肿瘤放、化疗等多种原因也可导致尿酸产生过多。

除了尿酸生成过多,还有尿酸排泄障碍可导致高尿酸血症。肾脏是尿酸排泄的主要器官,肾脏排泄尿酸依赖肾小球的滤过和肾小管的分泌,而肾小管还有分泌后再重吸收尿酸的功能。当肾功能不全或肾衰竭时,肾脏排出尿液显著减少。尿酸在肾脏中的排泄能力依赖于尿酸转运体,有些尿酸转运体负责尿酸的排泄,有些则负责尿酸的重吸收,两者达到一个平衡的状态才能顺利排出尿酸。一旦尿酸转运体功能异常,就可导致肾脏尿酸排出障碍,同时,肠道无法代偿性地增加尿酸排出,就导致了高尿酸血症的发生。尿酸转运体功能异常往往由于遗传相关因素所致。

综上所述,尿酸高并不是仅仅因为肾不好,也可能是由于家族遗传因素、嘌呤摄入过多、肠道尿酸排泄障碍、其他疾病等多种因素导致。

5. 痛风和高尿酸血症会遗传吗

徐　睿　朱载华　宣丹旦

我们经常看到很多父子均患痛风的情况,有患者就提出了问题:"高尿酸血症和痛风会不会遗传呢?"

答案是肯定的! 高尿酸血症和痛风的发病具有显著的家族聚集倾向,在高尿酸血症患者的家属中,患该病的概率明显升高,比如您的家人有高尿酸血症和痛风,那么您就是痛风和高尿酸血症的高危人群。

遗传是一件奇妙的事情,当父母为子女书写了一段神秘的基因代码后,子女的体质就由此决定了。在尿酸代谢方面,有的人生来就属于"过度产生型"或者"排泄障碍型",甚至有人两者兼备。这些人天生具有高尿酸的"潜质"。

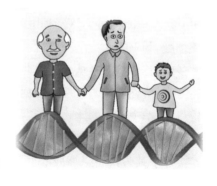

为了进一步让大家理解,我们先来明确一下遗传病的概念,遗传病分为单基因遗传病和多基因关联遗传病。

早在 1964 年,莱施(Lesch)和尼汉(Nyhan)报道了一种高尿酸血症的单基因遗传病,是次黄嘌呤鸟嘌呤磷酸核糖基转移酶基因缺陷导致该酶完全缺乏,进而引起的高尿酸血症,并将其命名为 Lesch-Nyhan 综合征。单基因遗传病是指受一对等位基因控制的疾病,其他的单基因遗传性高尿酸血症包括 5-磷酸核糖-1-焦磷酸合成酶基因、葡萄糖-6-磷酸酶基因、葡萄糖-6-磷酸转运体基因、糖原脱支酶基因、肌糖原磷酸化酶基因、肌磷酸果糖激酶基因等突变。这些基因可控制尿酸代谢途径中重要酶的合成，它们发生异常突变均会导致尿酸生成过多。

但大多数高尿酸血症为多基因关联遗传病，什么叫多基因遗传病呢？就是两对以上基因的共同作用导致的疾病，其发病较多地受环境因素（比如饮食和生活习惯）的影响，与单基因遗传病相比，多基因遗传病不是只由遗传因素决定，而是遗传因素与环境因素共同作用的结果。多基因遗传是高尿酸血症的关键原因。目前已经发现了很多高尿酸血症的关联基因，包括 ABCG2 基因、SLC2A9 基因、SLC22A12 基因、SLC17A1 基因、SLC22A11 基因等。这些基因编码的蛋白基本都位于肾小管上皮细胞、肠黏膜上皮细胞，它们的功能异常会导致尿酸的重吸收增多或者排泄减少，从而导致血尿酸水平升高。

当然，许多代谢性疾病如糖尿病、高血压等都存在一个共同特点，用一个形象的比喻来形容："遗传因素将子弹上膛，环境因素扣动扳机"。正所谓"三分天注定，七分靠打拼"，就算遗传因素决定了某些人易患高尿酸血症和痛风，但如果能养成健康的生活习惯，避免其他引起尿酸增高的危险因素，并定期监测血尿酸，那么痛风这个"麻烦制造者"也不会在半夜来敲门的。

6. 关节中的尿酸盐结晶是什么

王令彪　朱小霞

说起尿酸盐结晶，各位患者可能不太熟悉，但是提到它的另一个名字"痛风石"，大家就一定不陌生了。很多痛风患者都担心自己的关节中有尿酸盐结晶，因为这个东西"长大了"之后不但影响美观，还会严重影响关节功能。

关节中的尿酸盐结晶是怎么形成的呢？当血尿酸长期升高，尿酸盐浓度超过了在人体中的饱和浓度，即高于 420 微摩尔/升，就会以尿酸盐晶体的形式析出，沉积于关节及其周围组织、肾脏等部位，导致痛风性关节炎、肾功能受损等多种脏器损害。研究显示，即使在尿酸正常的情况下，由于个人的体质不同，有少部分正常人的关节中也会出现少量的尿酸盐结晶，但并不导致痛风发作。

那么，我们又如何才能知道自己的关节中有没有尿酸盐结晶呢？除了肉眼可见的痛风石之外，以下几种检查手段可以帮助我们判断关节中是否有尿酸盐结晶的沉积。

1 关节腔穿刺检查

急性痛风性关节炎发作时，常常会出现关节肿胀，并伴有关节腔积液，这时候可以抽取关节腔内的积液，如果医生通过偏振光显微镜观察到针尖状的负性双折光尿酸盐结晶，即尿酸盐晶体，就可以帮助明确诊断。不过关节腔穿刺属于有创性检查，临床中并不常用，一般在诊断难以鉴别的时候应用。

2 超声检查

超声具有无创、快捷、价格低廉等优点，目前逐渐成为临床医生诊断痛风性关节炎的得力助手。超声检查也常用于评估降尿酸治疗的疗效，例如经治疗后，检查关节腔尿酸盐晶体沉积是否消失或者减少。另外，关节超声还可以帮助医生评估患者关节损伤的程度并对患者病情进行判断，如是否出现关节积液，是否有滑膜增厚或者滑膜炎，是否出现骨侵蚀、骨破坏等表现。在本书第四篇会对关节超声检查有更为详细的介绍。

③ 双能 CT

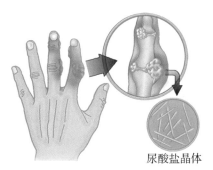

尿酸盐晶体

双能 CT,也叫双源 CT,可用于诊断、降尿酸疗效评估和痛风性关节炎患者的临床管理。双能 CT 是采用不同能量的 X 线进行扫描,使用特定的算法将不同的组织成分以不同的颜色标识,这样可以将关节、关节周围或者其他组织中的尿酸盐结晶识别出来。同时双能 CT 也可以显示病灶周围骨质破坏等改变。但是,其应用受到医院条件的限制,且检测价格较昂贵,一般仅在必要时进行检查。

7. 哪些原因可以引起痛风发作

朱小霞

痛风急性发作疼痛难忍,相信每一位患者都刻骨铭心。急性痛风发作常发生在夜间,患者往往因剧烈的关节痛惊醒,随后疼痛进行性加重,剧痛如刀割或咬噬样,痛苦难忍。很多患者每日担忧痛风突如其来的造访,很想知道如何预防。那么,大家知道哪些情况容易引起痛风发作吗?

首先,最常见的诱因为高嘌呤饮食和饮酒,并且这两个诱因之间有协同作用。高嘌呤食物摄入过多可导致尿酸生成增多,进而诱发痛风发作。饮酒是比高嘌呤饮食更重要的危险因素,酒的主要成分为乙醇,乙醇分解为乙酰辅酶 A 后可导致腺嘌呤

（尿酸的前体）降解，从而使腺苷酸升高。其次，乙醇可以升高血乳酸水平，而乳酸能够抑制尿酸的排泄；酒类中尤其是啤酒，被认为是诱发痛风发作的重要因素。因此，控制饮食中的嘌呤含量，戒除饮酒习惯对于控制急性痛风的发作有重要意义。

老年人肾脏排泄尿酸的能力下降，特别是绝经后的老年女性，失去了雌激素的保护作用，降低了肾脏对尿酸的清除率，血尿酸基础水平会相应升高。并且老年人关节损伤常见，尿酸盐晶体更容易沉积在损伤部位，常常在不当的关节运动后诱发痛风。随着年龄的增长，与年龄相关的疾病（如高血压、代谢综合征等）的发病率也相应增加，而这些疾病本身就是高尿酸血症的危险因素。

除了高嘌呤饮食、饮酒，痛风急性发作的诱因还包括过度疲劳、精神紧张、天气变化、受凉、受潮、使用影响尿酸排泄的药物、手术或外伤等。

因此，对于高尿酸血症和痛风患者，不仅要规律就诊随访，同时要注意生活方式，包括少食高嘌呤食物、减少饮酒、控制体重、适当运动等。现在您已了解生活中常见的痛风发作诱发因素了，就请立刻行动起来吧，远离痛风，远离疼痛。

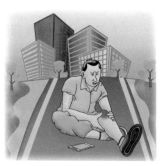

8. 哪些药物会导致血尿酸升高

王　茜　郑舒聪

近年来，痛风已逐渐成为严重威胁人们健康的常见多发病，高尿酸血症也成为继高血压、高血脂、高血糖之后的"第四高"，并常与高血压、糖尿病、高血脂、肥胖、各种心脑血管疾病合并存在，加重了肾脏及心脏等重要器官的损害。

尿酸由饮食摄入和体内分解的嘌呤化合物在肝脏中产生，约 2/3 经肾脏排泄，其余由消化道排泄。正常情况下，体内尿酸产生和排泄保持平衡，凡是导致尿酸生成过多和/或排泄减少的因素都可导致尿酸升高。

但是也有些药物可能会引起血尿酸升高，常见可导致血尿酸升高的药物，按照具体药物作用机制主要分为以下 5 类。

① 利尿剂

如呋塞米和氢氯噻嗪等，以及含有利尿剂的复方降压药，这类药物会降低肾脏排泄尿酸的能力，引起血尿酸升高，从而引起或诱发痛风。

② 部分心血管类药物

β受体阻滞剂如美托洛尔，钙离子拮抗剂如硝苯地平等，都可使肾血流减少，尿酸排泄减少，从而引起或诱发痛风。小剂量阿司匹林可抑制肾小管尿酸排泄，同时通过抑制肾前列腺素合成减少肾小球滤过，从而导致人体内血尿酸水平升高。

③ 部分抗结核药

结核患者久用吡嗪酰胺和乙胺丁醇而不合用利福平时，大多会出现血尿酸升高。吡嗪酰胺和乙胺丁醇都会抑制尿酸的排出而升高血尿酸，但利福平可以轻微抑制尿酸的吸收、加速尿酸的排泄。

④ **环孢素**

部分风湿免疫病患者及接受器官移植服用环孢素的患者也是痛风的高危人群,这与环孢素会减少尿酸排泄有关。

⑤ **部分抗菌药**

有研究显示,喹诺酮类、青霉素等抗感染药物由肾脏排泄,它们的排泄增加会影响尿酸的排泄,使体内尿酸水平升高。

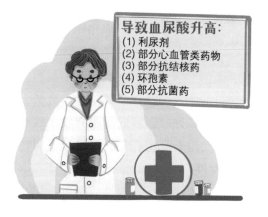

综上所述,部分临床常用的药物可引起血尿酸升高,对于高尿酸血症患者应尽量避免使用,而改为其他更合理的药物。但是在病情需要的情况下,仍需要咨询医生,酌情使用。

9. 为什么男性更容易得痛风和高尿酸血症

朱载华

我们知道痛风一般都发生于男性,公元前 500 年古希腊名医希波克拉底就发现了这个问题。痛风是一个"重男轻女"的病,好发于男性,女性极少发病,女性发作绝大多数出现在绝经期后。

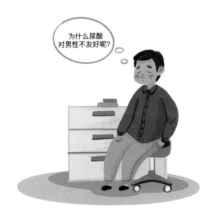

为什么会出现这样的情况呢?首先,就要从性激素开始说起。男女尿酸差别大主要因为性激素,科学研究表明,雄激素可以抑制肾脏排泄尿酸,男性得高尿酸血症和痛风的罪魁祸首就是雄激素;恰恰相反,女性体内的雌激素则具有促进排泄尿酸的功能。此外,雌激素还能够抑制尿酸在关节内形成结晶,同时研究发现雌激素尚有拮抗雄激素,改善脂肪代谢紊乱的作用。这导致了男性血尿酸基础水平高于绝经前女性。

其次,男性摄入嘌呤更多。男性应酬、饮酒的机会多,日常饮食中对海鲜、动物内脏、红肉等高嘌呤食物的摄入较女性明显增多。而女性喜食蔬菜、水果等富含维生素 C 的食品,研究认为维生素 C 有轻微促进尿酸排泄作用。

此外,男性代谢高于女性,人体内 80% 的尿酸来源于自身的内源性代谢,只有 20% 是外源性摄入进来的。男性肌肉比女性发达得多,肌细胞代谢可以产生很多尿酸,因此男性的血尿酸基础水平高于女性。门诊也会发现一些男性健身狂热者的血尿酸水平显著高于他人,也是有一定道理的。

10. 为什么女性也会得痛风和高尿酸血症

朱载华

通过之前的介绍,很多患者都知道,痛风是一个"重男轻女"的病。因此,常常有女性痛风患者非常疑惑,我为什么也会得痛风?

在女性步入中年后,体内的雌激素分泌开始减少,排泄尿酸的能力大不如从前,这个时候不注意生活方式,血中尿酸就容易升高,甚至发生痛风。女性在绝经后,雌激素水平断崖式下降,发生高尿酸血症的概率就逐渐接近男性。因此,临床上绝经

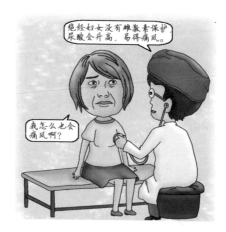

期后女性发生高尿酸血症和痛风也是屡见不鲜。但是,近年来,我们发现年轻的姑娘出现高尿酸血症和痛风的概率也逐渐升高,这与生活方式的改变息息相关,很多年轻的女孩子喜欢奶茶、高果糖饮料,甚至也有一些女性频繁饮酒,这些都是女性发生痛风的可能诱因。

既然雌激素对高尿酸血症和痛风有这么明显的保护作用,很多人就会问是否可以通过服用雌激素来治疗高尿酸血症和痛风呢?很遗憾,答案是否定的。长期服用雌激素会带来相应的副作用,可能会导致一些疾病,比如阴道出血、心脑血管疾病,甚至子宫内膜癌和乳腺癌等。而男性补充外源性的雌激素会促进

乳房发育、睾丸萎缩、精子数量减少和产生女性生理特征等表现。这些副作用可能比高尿酸血症和痛风带来的后果更加严重。另外,目前已有疗效好,且副作用相对更少的降尿酸药物,用雌激素治疗痛风有因小失大之嫌。

11. 儿童会得痛风吗

孔 宁

曾几何时,痛风似乎只是成年人的"专利",然而近年来越来越多关于儿童痛风的报道,着实让家长们焦虑不安。现有个案报道提示不仅是学龄期儿童,甚至低至 2 岁的幼儿,也可发生痛风。

其实低龄从来就不是痛风的安全地带。一份关于低龄和青少年高尿酸血症及痛风的研究报告指出:近年来 1～15 岁儿童血尿酸水平呈进行性升高,美国 12～17 岁青少年高尿酸血症总体患病率在 8.6%～12.1%,泰国北部青少年高尿酸血症患病率为 19.6%,韩国青少年高尿酸血症患病率为 9.4%。在我国,受地域因素的影响,青少年高尿酸血症患病率差别较大,痛风的发病主要集中于沿海和经济发达地区,提示生活和饮食习惯可能与青少年痛风发病有关。总之,儿童或青少年的痛风发病率相较成年人低,但大多缺乏具体的流行病学数据,后续值得关注。

许多因素都与儿童高尿酸血症或痛风相关(儿童超重是罹患痛风的高危因素),高嘌呤饮食是最常见的危险因素,比如我国广东地区习惯大量饮用"老火汤",它是导致该地区痛风发作低龄化的原因之一。此外,大量饮用果汁或含果糖的饮料,也不利于尿酸水平地控制。值得一提的是,与成年人相比,遗传性因素在青少年痛风中起到更重要的作用,嘌呤合成代谢途径或者肾脏排泄过程中基因的异常,均可能引起血尿酸水平异常升高甚至诱发痛风。此外,如小儿胃肠炎、呼吸道感染、哮喘、发绀型心脏病、血液系统疾病等均可能导致儿童暂时性/持续性的高尿酸血症或痛风。

我们应该如何预防儿童高尿酸血症或痛风呢? 首先应调整生活方式,避免高嘌呤饮食、控制体重、适当运动。对于有高尿酸血症或痛风家族史的儿童应定期监测,对于已出现高尿酸血症或痛风的儿童,应尽早明确是否存在遗传性疾病或其他相关内科疾病,因病施治。

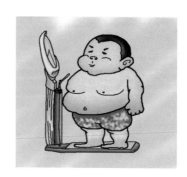

12. 体检查出尿酸高，应该怎么办

赵天仪

随着网络时代的来临，我们能方便地在网上搜索到一些医学相关的信息，同时越来越多的人开始关注自己的各项体检指标，看到血尿酸指标后面上升的箭头，非常害怕。那么，体检发现血尿酸升高，该怎么办呢？

血尿酸水平作为痛风和高尿酸血症的主要评价标准，也成为了体检报告中大家重点关注的项目之一，但是由于网络上的信息良莠不齐，这里我们就聊一聊如何正确解读体检报告中的尿酸水平这一数值。

其实大家不需要过度紧张尿酸水平上升的箭头。各医院或检测机构化验单上的尿酸正常值界定不一，常见按男女区分，也有按年龄区分，部分单位因检测标准化对阈值进行微调，因而参考的阈值也会不一样，这也常常会给患者带来困惑。那么，如何读懂自己的尿酸值呢？

首先，可以看看自己的血尿酸水平是多少。根据 2017 年《中国高尿酸血症相关疾病诊疗多学科专家共识》中对于高尿酸血症的定义：正常嘌呤饮食下，非同日 2 次检测空腹血尿酸

水平高于 420 微摩尔/升可以诊断为高尿酸血症。如果尿酸检测结果有了箭头但未达到诊断标准，各位患者可以通过控制饮食、多饮水、适当运动等生活方式来改善自身代谢情况，并定期复查血尿酸水平。如果尿酸水平达到了高尿酸血症的诊断标准，那么就要重视起来了，建议各位患者携带相关病史资料至正规医院就诊，由医生来进行系统评估，规范的疾病评估有助于明确高尿酸血症的原因和病情，及时发现相关的并发症和伴发疾病，并及早给予相应的诊疗，从而改善疾病的预后。

　　另外，对于一些特殊人群需要更加重视尿酸水平的检测，如有高尿酸血症或痛风家族史的患者，存在久坐、高嘌呤高脂饮食等不良生活方式的患者，有肥胖、代谢异常性疾病（如糖代谢异常、血脂紊乱、非酒精性脂肪肝等）、心脑血管疾病（如高血压、冠心病、心力衰竭、卒中等）及慢性肾脏病的患者。这部分人群均属于高危人群，需要提高防治意识，定期监测血尿酸水平，尽早发现并诊治高尿酸血症或痛风。

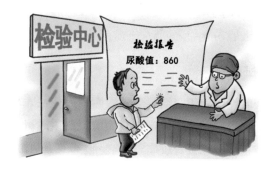

13. 得了痛风和高尿酸血症，要筛查什么

赵　力　薛　愉

痛风和高尿酸血症的危害，并不只有关节急性疼痛和慢性痛风石形成等症状，它们还会伴随一些其他疾病（共患病）。那么具体有哪些疾病需要进行筛查呢？

❶ 代谢综合征

代谢综合征包括：肥胖、高血压、高血脂、高血糖。这"四大天王"相信大家都非常熟悉了，也能够比较容易地识别出来。本篇第 14、15 问将对代谢综合征进行详细介绍。

❷ 脂肪肝

脂肪性肝病在早期往往表现为单纯性脂肪肝，这个时候可以没有明显的症状，也可以有轻微的腹部不适、腹胀。如果进展为脂肪性肝炎，导致肝功能受损，就会表现为食欲下降及比较明显的腹胀，严重时也可以出现黄疸（皮肤及巩膜发黄）。最后，脂肪肝还可以进展为肝硬化，危及生命。

❸ 肾脏疾病

包括尿酸性肾病和肾结石。尿酸性肾病往往表现为夜尿增多、低比重尿、蛋白尿等，它容易被忽视，但严重时可造成肾功能不全。肾结石可以导致肾绞痛，也就是腰部或上腹部疼痛、剧烈难忍、阵发性发作，同时有血尿、恶心、呕吐等。如果结石长期存在、增大，还可能导致尿路感染和肾积水，严重影响肾功能，甚至导致尿毒症。

④ 心脑血管疾病

包括冠心病、脑血管病变、外周大血管病变，尤其是颈动脉病变。颈动脉可以形成多个斑块，如果长期增大会导致颈动脉狭窄，大脑供血不足，表现为头晕、头痛、嗜睡等；如果斑块破裂，就会形成血栓，血栓脱落堵塞大脑血管，就会造成脑梗死，轻则语言、运动功能受损，重则危及生命。

⑤ 引起继发性高尿酸的疾病

021

血液系统疾病、肿瘤和某些遗传病。血液系统疾病最常见于各种急性白血病，往往表现为贫血、各种感染、血小板减少引起的出血等。由于幼稚血细胞（还未分化完全的血细胞）死亡过多，大量的尿酸进入血液，导致继发性高尿酸血症。继发性高尿酸血症还可发生在白血病、淋巴瘤和其他恶性肿瘤进行放、化疗时，这时大量的恶性肿瘤细胞被杀死，释放大量尿酸进入血液，称为溶瘤综合征。

另外，一些少见的遗传病也可能导致继发性高尿酸血症。马德龙综合征又称为良性对称性脂肪瘤病，其病因尚不清楚，但可能与基因突变和遗传有关，它表现为身体弥漫性的无痛性脂肪团块，并伴有脂肪肝、高尿酸血症、糖尿病、甲状腺功能减退等多种内分泌代谢相关疾病。

因此，当不幸罹患痛风或高尿酸血症时，不仅要针对疾病本身进行检查，还应筛查其共患病、并发症和潜在的原发病因，以在早期避免疾病的潜在危害。

14. 痛风和代谢综合征是什么关系(上)

孔 宁

代谢综合征是指肥胖、高血压、高血糖、血脂异常等多种代谢紊乱症状同时存在于同一个体,是一组在代谢上相互关联的多种危险因素的组合,这些因素直接促进了动脉粥样硬化性心血管疾病的发生,也增加了发生 2 型糖尿病的风险。多项研究显示,高尿酸血症与代谢综合征存在密切的联系,所以也有学者将高尿酸血症纳入为代谢综合征的成员之一。

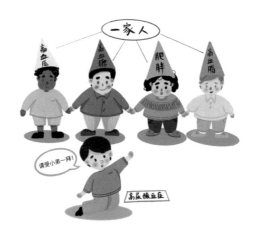

① 痛风和肥胖的关系

民间有句俗话叫"不是一家人,不进一家门",对于"高家成员"也一样适用——他们都是代谢综合征的成员,在病因和疾病进展中都有互相重叠的部分,常互为因果。痛风是高尿酸血症恶化的结果,对于肥胖和高尿酸血症(痛风)之间存在如下关系。

(1) 不良的饮食习惯是两者共同的起因之一:高嘌呤饮食经

常也是高脂肪、高糖饮食，并可能还有酒精饮料。这种饮食将大大增加肥胖和高尿酸血症的可能性。

（2）肝脏合成增加：由于摄入的热量多于消耗，嘌呤及脂肪的合成都大大增加，游离脂肪酸可以刺激肝脏甘油三酯、尿酸合成增加。

（3）胰岛素抵抗：肥胖常导致胰岛素抵抗，胰岛素抵抗一方面可导致机体水钠潴留、尿液酸化，致使尿酸重吸收增加、排泄减少，另一方面胰岛素抵抗可引起肾血流量减少，进一步减少尿酸排泄。

（4）高尿酸血症可能导致血清瘦素水平降低，继而促进胰岛素分泌增加和胰岛素抵抗，脂肪在组织间的堆积，促进肥胖的发生发展。

（5）目前研究认为，肥胖是一种以低度炎症为代表的代谢紊乱状态，而尿酸晶体可以诱发局部的微炎症反应，促进多种炎症细胞因子的产生，从而出现"尿酸-肥胖"的恶性循环。

因此，肥胖和痛风/高尿酸血症是一对相伴同行的兄弟。对于肥胖或者痛风的治疗，应该同时对多种代谢紊乱问题一并处理、调整生活方式，这样才能从根源上减少包括痛风在内的各种代谢综合征的发生。

❷ 痛风和高血压的关系

高血压是传统的"三高"中的大哥，痛风（高尿酸血症）是新晋的"高家小弟弟"，但是这个哥哥和弟弟之间的关系，却常常不为人知。

其实，尿酸是维持血压的重要因素之一，如此说来，尿酸反而是"哥哥"，而血压才是"弟弟"。直立行走是人类区别于一般动物的重要特征之一，而人类也是少有的具有尿酸氧化酶缺陷的生物,无法将尿酸分解为水溶性的尿囊素。相比于许多小型动物,人类具有更高的血压水平,也有更高的尿酸水平。这可能是因为人类在远古时代盐分摄入不足的情况下,尿酸依旧可以激活机体的"肾素-血管紧张素"系统来维持足够高的血压,保持直立状态下脑部的供血。因此,有科学家认为人类不能分解尿酸可能是一种自然选择,人体内的尿酸并不是毫无用处的。

然而,在物质生产高度发展的今天,尿酸所带来维持血压的作用成为一把双刃剑,越来越多的人并不是担心营养不足、血压过低,而是被高血压、高尿酸血症所困扰。有研究发现,血尿酸水平是高血压的独立危险因素,通过生活方式调节或者降尿酸治疗,均可在一定程度上降低血压。

但是高血压也可以反向影响血尿酸水平,主要表现如下。

(1)急进型高血压或慢性高血压患者常合并肾功能不全,表现为肾血流量下降、肾滤过率下降,这将影响血尿酸的排泄,从而升高血尿酸水平。

(2)部分降压药物如呋塞米和氢氯噻嗪等利尿剂,将减少循环血容量从而增加尿酸在肾脏的重吸收,升高血尿酸水平。

因此,对于痛风(高尿酸血症)和高血压的关系,我们需要辩证地看待。血压和尿酸一样,都应该维持在适当的范围内,过高或者过低均不利于健康。而在出现高血压或者高尿酸血症时,应当警惕其中另一种疾病,避免恶性循环。

15. 痛风和代谢综合征是什么关系(下)

孔 宁

前文我们知道了痛风和肥胖、高血压的关系,接下来再认识一下糖尿病和高血脂吧。

1 痛风和糖尿病的关系

痛风患者合并糖尿病并不少见，糖尿病是最常见的内分泌代谢病，其中以 2 型糖尿病最为常见，高血糖是糖尿病最直观的表现。那么痛风（或高尿酸血症）是否和糖尿病（或高血糖）有关系？同时患有这两种疾病是巧合吗？

其实，高尿酸血症和高血糖都是代谢综合征的成员。流行病学研究发现，有 31%～55% 的高尿酸血症患者合并糖代谢异常，而 45%～75% 的糖尿病患者同时患有高尿酸血症。这并不是一种巧合，因为糖尿病和痛风互为危险因素，这两种疾病分别可使另一种疾病的发病率的最大峰值提前 10 年出现。这意味着，痛风患者可能要比一般人群提前 10 年出现糖尿病，反之亦然。

从疾病的原因上而言，血尿酸水平每升高 1 毫克/分升（合 60 微摩尔/升），糖尿病的发病风险增加 17%，这可能是因为尿酸可以通过氧化应激、炎症反应、干扰葡萄糖转运蛋白等多种途径引起胰岛素抵抗。而作为 2 型糖尿病发病基础的胰岛素抵抗、高胰岛素血症，则可以导致肝脏嘌呤代谢紊乱，并且抑制肾脏对尿酸的排泄、促进尿酸重吸收，从而加重高尿酸血症。

血管内皮细胞损伤是发生心血管疾病、肾脏疾病的重要病理基础，而高尿酸血症、高血糖均可以促进内皮细胞的损伤、纤维化，进而促进动脉粥样硬化、肾小球纤维化等心血管、肾脏疾病的发生。糖尿病肾病患者出现高尿酸血症，一方面可能是肾排泄功能下降的结果，另一方面尿酸和尿酸晶体也可进一步损伤肾脏，使得糖尿病肾病恶化或出现痛风性肾病。

因此，糖尿病患者应当监测血尿酸水平，而痛风患者也应密切关注自己的血糖，打破这种恶性循环。

❷ 痛风和高血脂的关系

高血脂，学名高脂血症，其中包括了高胆固醇血症和高甘油三酯血症。那么，痛风和高脂血症又有着什么样的关系呢？

其实，高尿酸血症和高脂血症存在着一定程度的相互促进。在病因上，两者都与不良饮食、生活习惯有关，饮酒、高嘌呤饮食往往伴随着高脂饮食。尿酸水平升高可导致脂蛋白酶活性下降，干扰脂质代谢、促进高脂血症的产生。高尿酸血症患者常伴有低脂联素血症，间接导致高胆固醇血症、高甘油三酯血症。反过来，脂肪分解时可产生大量的酮体和游离脂肪酸，这将阻碍尿酸从肾脏排出，加重高尿酸血症。有研究发现，血清中甘油三酯、低密度脂蛋白胆固醇（俗称"坏胆固醇"）与血尿酸增加有关，而高密度脂蛋白胆固醇（俗称"好胆固醇"）与血尿酸呈负相关。

在疾病后果上，高脂血症容易引起动脉粥样硬化，而高尿酸血症易损伤血管内皮细胞，促使血管纤维化，如此将加速各类心血管疾病的进展。若动脉粥样硬化发生在肾动脉，影响肾脏血流，将进一步导致尿酸排泄障碍。

高尿酸血症常与各种代谢紊乱相伴同行，危害相互叠加，导致恶性循环。应当从生活方式、药物治疗、疾病监控等各个环节做到全面预防和诊治。

16. 痛风合并心血管疾病需要注意什么

梁敏锐

老百姓都知道高尿酸血症和痛风密切相关，尿酸盐结晶沉积于关节及软组织中可引起痛风性关节炎,还会形成痛风石。然而容易让人忽略的是,高尿酸血症还是心血管疾病的独立危险因素,同时与许多传统的心血管危险因素相互作用参与心血管疾病的发生和发展。那痛风患者合并心血管疾病的时候该注意哪些问题呢?

① 高水平血尿酸会增加心脏疾病的危险性

有研究显示,血尿酸水平每升高 60 微摩尔/升,女性冠心病危险性增加 48%,女性心血管疾病的病死率和缺血性心脏病的病死率分别增加 26% 和 30%,男性分别增加 9% 和 17%。因此,对于高尿酸血症合并有高血压、冠心病、心力衰竭的患者,若血尿酸>420 微摩尔/升,应注意生活方式干预,监测血尿酸;部分严重患者在医生的指导下可以启动药物降尿酸治疗,以降低心血管事件的发生率。

② 相关治疗药物对心脏疾病的影响

一些降尿酸药物,例如别嘌醇,降低尿酸之外,还可以降低心血管事件的发生率。痛风发作时,常用的消炎止痛药可导致水钠潴留及肾功能损伤,增加心力衰竭恶化与心力衰竭住院风险,因而在急、慢性心力衰竭患者中应尽量避免使用该类药物。目前研究发现,应用小剂量秋水仙碱的痛风患者可以降低心血管事件发生率。

③ 阿司匹林保护血管,但是会增加血尿酸怎么办

在冠心病的用药治疗中,虽然研究认为小剂量阿司匹林(75～325 毫克/天)轻度升高血尿酸,但考虑到阿司匹林的抗血小板作用对心、脑血管有益,因此对合并高尿酸血症的冠心病患者不建议自行停用,而是应在医生指导下选择药物,注意多饮水,监测血尿酸水平。阿托伐他汀具有较弱的降尿酸作用,合并高尿酸血症的冠心病患者可优先选用。

④ 心脏检查 CT 打造影剂也要当心

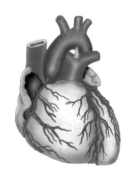

高尿酸血症是造影剂相关肾损伤的独立危险因素,高尿酸血症患者接受冠状动脉 CT 成像或冠状动脉造影前建议检测血尿酸,并进行危险分层,加强水化,避免使用高渗性对比剂,并减少对比剂的剂量。

总之,大家很容易知道关节痛症状的变化,而心血管看不到摸不到,往往会被痛风患者忽略,需要定期体检和关注,保护好心血管才能有更好的生活。

17. 什么是尿酸性肾病

赵　力　薛　愉

很多患者可能都知道痛风会影响肾脏,这是怎么回事呢?原来,高尿酸血症时尿酸盐晶体沉积在肾脏可直接导致尿酸性肾病和尿酸性肾结石。

尿酸性肾病分为慢性尿酸性肾病和急性尿酸性肾病。

① 慢性尿酸性肾病

慢性尿酸性肾病是由于长期高尿酸血症时,尿酸盐沉积在肾脏组织,对肾脏功能造成损害。慢性尿酸性肾病常表现为肾小管功能障碍。肾脏生成尿液大致可分为两个阶段,第一个阶段是肾小球的"海选",从血液中过滤出代谢废物、水和电解质等,但一些有用的物质也会被选中,形成原尿,然后再经过肾小管的"晋级赛",水和有用物质被重吸收,剩下的形成终尿被排出体外。如果肾小管重吸收功能障碍,就会出现夜尿增多、低比重尿(尿液中水的比重过高)、小分子蛋白尿等。值得注意的是,尿酸升高水平与肾功能损伤程度可不匹配。慢性尿酸性肾病通常很难诊断,需要排除合并存在的其他类型慢性肾脏病,有时候需要肾活检来确诊——偏振光显微镜下可见尿酸盐晶体沉积于肾小管和肾间质,以肾髓质为重。如果不进行早期干预,晚期可导致肾小球滤过率下降和不同程度慢性肾功能不全,甚至尿毒症。

029

② 急性尿酸性肾病

急性尿酸性肾病是短时间内大量细胞被破坏后,释放出大量尿酸,导致尿酸盐晶体析出并阻塞肾小管,表现为少尿或无尿的急性肾损伤。这种情况多见于肿瘤的溶瘤综合征,是指肿瘤细胞自发或治疗后快速破坏、细胞内物质释放入血导致的代谢紊乱。其他少见的原因还有癫痫发作、横纹肌溶解等。当一个人突然无尿(1 天内尿量少于 100 毫升)或少尿(1 天内尿量少于 400 毫升),同时血尿酸超过了 900 微摩尔/升,就要考虑急性尿酸性肾病了。如与其他小管间质性肾炎无法鉴别时可行肾穿刺活检确诊。虽然比较凶险,但通过合理的治疗,急性尿酸性肾病是

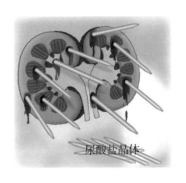

尿酸盐晶体

可逆的。但是重在预防,肿瘤患者在进行抗肿瘤治疗时需要充分补液水化,增加尿酸的排出,并酌情使用降尿酸药物。

高尿酸引起的肾脏损伤不容小觑,是潜在的隐形杀手。多饮水、碱化尿液、避免用肾毒性药物,控制血压血糖,是保护肾脏的关键。

18. 高尿酸血症患者为何更容易得肾结石

赵天仪

在门诊,经常会有患者询问,高尿酸血症患者是不是更容易得肾结石? 答案是肯定的,理由如下。

❶ 尿酸是如何从肾脏排泄的

尿酸在人体内排泄的途径一般分为肾脏途径和肾外途径,其中肾脏途径是尿酸排泄的主要途径。血中尿酸通过肾小球滤过,然后经肾小管重吸收、再分泌,最终仅有少部分随尿液排出体外。

❷ 尿酸性肾结石如何形成

高尿酸血症患者肾脏排泄的负担相对增高,有更多尿酸需要通过肾脏排泄。尿酸是一种弱酸性的物质,其在尿液中的溶解度也与尿液酸碱度(pH 值)密切相关。当尿液 pH 从 7.0 降至 5.0 时,尿酸在尿液中的溶解度降低近 20 倍;而当尿液 pH 从 6.0 降至 5.0,尿酸在尿液中的溶解度降低 3 倍。因此,尿液 pH 越低,尿酸越容易析出,沉积在肾脏即形成尿酸性肾结石。

③ 尿液酸碱度是不是越高越好

在尿常规检查中,有个项目是尿 pH 值,它反映了尿的酸碱度。因此,我们通过查尿常规就可以了解尿的 pH 值,那尿液 pH 是否是越高越好呢? 当然不是,因为肾脏结石除了尿酸盐结石,还有发生率更高的钙盐结石,当尿液偏碱时钙盐结石的发生率会相应增高。因此,维持尿液 pH 值在 6.2～6.9 的范围内,无论是尿酸盐结石还是钙盐结石的发生率都相对较低。

最后,需要特别提醒的是,高尿酸血症会引起肾结石,且促进尿酸排泄类的降尿酸药物也会增加肾结石发生的风险,故定期随访检测尿常规及肾脏超声检查十分必要。

031

19. 肾结石一定是高尿酸血症引起的吗

赵天仪

经常有患者看到自己尿酸高了,就非常担心自己会不会得肾结石。实际上,高尿酸血症患者得肾结石的风险的确高于一般人,但是也不是每个高尿酸血症的患者都一定会得肾结石。肾脏结石有很多种类,常见的有草酸钙结石、磷酸钙结石、尿酸盐结石、磷酸铵镁结石和胱氨酸结石。很多时候,构成结石的成分并不是单一的,可能混合两种或者两种以上的成分。高尿酸血症患者的肾结石并不一定都是单纯的尿酸性结石,那么怎么判断自己是不是得了肾结石呢?

① 肾结石的诊断方法

明确肾结石常用的影像学手段包括 B 超、X 线片及 CT 检查,它们可以判断结石的形状、大小,再结合尿常规及其他化验的结果可以初步判断结石的性质。随着 CT 检查分辨率的提高, CT 值也可以用来帮助分析结石的成分,其中双能 CT 有助于鉴别尿酸结石。

② 常见结石的特点

草酸钙结石为最常见的肾结石类型,质硬、不易碎、粗糙、形态不规则,与饮食相关;磷酸钙结石多发生于尿液呈碱性时,易碎、粗糙、形态不规则,与钙磷代谢异常相关,多见于甲状旁腺功能亢进患者;尿酸盐结石多发生于尿液持续酸性时,质硬、光滑、颗粒状,常伴有血尿酸水平升高;磷酸铵镁结石是一种感染性结石,生长迅速,易被改变形状,部分可成"鹿角形";胱氨酸结石与遗传性疾病相关,质硬、光滑。

③ 结石的处理

一般对于结石直径<0.6 cm 且未导致尿路梗阻、感染或疼痛等症状的患者,可以采用多饮水、限制高嘌呤饮食、适当运动等生活方式来促进结石排出,不需要特殊治疗。但是,如果结石变大,所处的位置不好,或者出现临床症状,则需要及时治疗,治疗方法也因人而异。

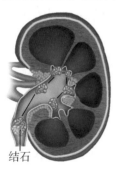

结石

综上所述,痛风患者的结石性质既可以是尿酸结石,也可能是其他类型或混合型。CT 值或双能 CT 仅能为结石性质的判断提供参考,结石的确诊还是需要将其排出或取出后进行成分分析。但无论是何种性质的结石,请谨记不要自行购药排石,而是在医生指导下选择适合您的个体化治疗方法。

20. 尿酸对神经系统是伤害还是保护

赵 力 薛 愉

高尿酸血症与多种神经系统疾病相关,它可以促进缺血性卒中(即脑梗死)的发生并导致不良后果,而在神经退行性疾病(如阿尔茨海默病和帕金森病等疾病)中,观察到血尿酸升高具有保护作用。那血尿酸到底要控制在多少,对我们的神经系统有保护作用呢?

① 血尿酸不能过高

研究显示,血尿酸水平升高,尤其是>420微摩尔/升是脑梗死的独立危险因素。控制血尿酸水平,则有助于预防脑梗死的发生,尤其是女性高尿酸血症患者。同时,过高的血尿酸水平还会升高脑梗死发生后90天内的死亡风险。在已发生脑梗死的患者中,血尿酸增高是脑梗死复发的危险因素。

② 血尿酸也不能太低

过低的血尿酸,即血尿酸<180微摩尔/升也会造成急性脑梗死,产生不良后果。

阿尔茨海默病是最常见的一种老年痴呆,轻度认知功能障碍则是它的早期阶段,患者血尿酸水平较正常人低,高尿酸饮食可延缓轻度认知功能障碍转变为阿尔茨海默病的时间。但在正常人中,降尿酸治疗并不会导致认知功能障碍,增加尿酸也不会预防认知功能障碍。

帕金森病是好发于中老年人的一种常见的中枢神经系统退行性疾病，血尿酸水平升高有助于减少帕金森病的发病率并延缓其进展。在早期帕金森病患者中观察到，血尿酸低的患者更易合并震颤与姿势步态异常，伴发疲劳症状。

❸ 血尿酸控制在多少是最佳

研究显示血尿酸与脑梗死预后呈现"U"形关系，提示生理浓度血尿酸水平对脑梗死的预后最为有利。目前认为生理浓度的血尿酸水平对神经系统有一定的保护作用，故将血尿酸水平控制在合理范围内（180～420 微摩尔/升）有助于整体健康。

血尿酸和神经系统疾病的关系复杂，控制在合理范围才不会对身体造成损伤，并不是一味地追求过低的血尿酸。

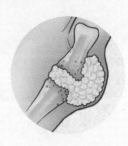

第三篇　痛风/高尿酸血症
——临床表现

21. 哪些人容易得痛风和高尿酸血症

曹　灵　薛　愉

高尿酸血症或痛风的发病,与遗传、生活习惯、环境、合并疾病等密切相关。那么我们一起来看看,哪些人更容易得高尿酸血症或痛风呢?

❶ 青壮年男性和绝经后女性

2018—2019 年中国慢性病及危险因素监测数据表明,我国成年居民高尿酸血症患病率为 14.0％,男性与女性患病率分别为 24.5％和 3.6％,患病高峰年龄段为:男性 18～29 岁、30～39 岁及≥70 岁(患病率分别为 32.3％、28.4％、19.5％);女性 18～29 岁、60～69 岁及≥70 岁(患病率分别为 4.2％、4.4％、8.0％),女性常在绝经期后发病。研究发现,雄激素会抑制尿酸排泄,促进尿酸盐沉积,因此青壮年男性容易出现尿酸高,再者青壮年男性生活方式也是高尿酸血症和痛风高发的主要原因;与雄激素相反的是,雌激素有助于促进尿酸排泄,降低血尿酸升高的风险,绝经期后,女性雌激素减少,相当于失去了"保护伞",也就使得高尿酸血症的风险有所增加。

② 有家族病史者

大多数原发性痛风患者有阳性的家族史,属于多基因遗传,可能影响到人体尿酸代谢平衡。

③ 长期高嘌呤饮食者

相信这一点大家都很熟悉了,尿酸是嘌呤代谢最终产物,虽然外源性摄入嘌呤对血尿酸的影响不如内源性的大,但长期摄入高嘌呤食物是导致血尿酸升高的重要因素。

④ 嗜酒者

首先来讲讲啤酒,啤酒中含有大量的嘌呤,一瓶啤酒即可使尿酸显著升高。另外只要是酒类,都离不开乙醇。乙醇可以促进机体嘌呤代谢,同时产生大量乳酸,抑制尿酸排泄。另外,饮酒时常伴随进食大量高嘌呤食物,诱发急性痛风性关节炎,相信很多患者对此都深有感触。

⑤ 甜饮料和甜点爱好者

市面上售卖的很多甜饮料及加工的甜品中都含有大量果糖,果糖的代谢过程与乙醇类似,会消耗细胞内腺苷三磷酸(adenosine triphosphate,ATP),使其转化为腺苷 - 磷酸(adenosine monophosphate,AMP),然后代谢为尿酸。过量的果糖摄入也会在肾脏与尿酸竞争"跑道",从而容易导致高尿酸血症。更何况,摄入过多果糖,还易导致胰岛素抵抗和肥胖,增加多种疾病风险。

6 代谢综合征者

流行病学调查数据显示,痛风患者的甘油三酯、胆固醇、低密度脂蛋白、血糖、血压等水平显著高于正常人,因此当患有高血压、高血脂、高血糖时,得高尿酸血症或痛风的概率就会显著增高。高胰岛素血症和胰岛素抵抗是代谢综合征的共同特点,这往往会抑制胰岛素信号通路,造成尿酸重吸收增加,使得血尿酸水平升高。

7 长期高海拔生活人群

高海拔地区人群容易伴发红细胞增多症、蛋白尿及高尿酸血症。这是由于高海拔地区长期缺氧,导致红细胞增多,内源性嘌呤产生过多。并且在长期缺氧情况下,血乳酸会增多,抑制尿酸排泄和促使尿酸在组织中沉积。

因此,如果您属于以上7类人群的话,就需要进行定期的血尿酸检查,警惕自己出现高尿酸血症或痛风啦!

037

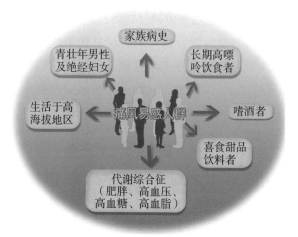

22. 仅仅一次血尿酸升高就是得了高尿酸血症吗

梁敏锐

很多人在拿到体检报告的时候，发现血尿酸一项出现了一个向上的箭头，上网查找了一下，网页跳出了很多高尿酸血症危害的词条，自己吓出一身冷汗："我是不是就是得了高尿酸血症了？是不是得痛风了？"

有时候您会发现医生看了一下报告"血尿酸 430 微摩尔/升"，莞尔一笑，然后仔细询问病史，包括：有无关节痛，有无家族史，有无高血压、糖尿病、高脂血症等慢性病。如果上述回答都是没有，并且生活作息都十分健康，您是否会疑惑，是否会担忧。

要解答这个疑惑，我们首先要弄明白 2 个问题：①血尿酸超过多少属于高尿酸？②是否一次升高就可以诊断高尿酸血症？

① 血尿酸超过多少属于高尿酸血症

事实上，尿酸盐在血液中超过其可以溶解的浓度，也就是我们常说的"饱和浓度"，就会在关节腔和其他组织中沉积。经研究发现，这个饱和浓度就是 420 微摩尔/升，这个饱和浓度由尿酸盐的理化特性所决定。因此，最新的痛风诊疗指南中将血尿酸＞420 微摩尔/升定义为高尿酸血症。

② 是否一次升高就可以诊断高尿酸血症

对于高尿酸血症的诊断需要有个前提，即日常饮食下，非同日两次空腹血尿酸水平＞420 微摩尔/升方可诊断。

因此，当您发现体检报告上出现了血尿酸升高，但没有明显关节疼痛病史和家族史的时候,不要过度惶恐。应在清淡饮食后至正规医院就诊,再次检查血尿酸才是最佳选择。

23. 如何判断自己是否得了痛风

徐　睿　孔　宁　宣丹且

年纪轻轻也会发痛风? 是的,越来越多的研究发现,痛风的发病早就已经呈现年轻化趋势了。您是否经常在深夜放纵自己,左手撸串,右手扎啤。其实,当您每次在放纵味蕾的时候,痛风已经在暗处悄悄盯上您了!

怎样判断自己是否已经被痛风盯上了呢? 当出现以下症状时,就需要警惕痛风发作了。

(1) 深夜被关节痛惊醒,疼痛感呈撕裂、刀割或咬噬的特征,且越来越剧烈,令人难以忍受。

(2) 疼痛的关节出现红肿灼热、皮肤紧绷,触摸时疼痛感明显且关节活动受限。

(3) 疼痛在数日内可自行缓解,恢复正常。

(4) 疼痛发生在单个关节,其中脚趾关节最易发作,此外,足背、足跟、踝、膝等关节也有发作的可能。

当您实在无法忍受病痛来到医院进行检查,出现如下指标异常也要考虑痛风发作了。

(1) 血沉、C 反应蛋白和血清淀粉样蛋白等炎性指标升高。

(2) 白细胞或中性粒细胞绝对值轻微增高。

(3) 血尿酸升高。对了,我们要特别提醒您,痛风是个非常狡猾的"家伙",很多患者平时血尿酸升高,发作时去医院检查反而是正常的,您千万不要被它迷惑。

（4）疼痛的关节做超声检查或双能 CT，发现有尿酸盐晶体沉积。

痛风是自限性疾病，刚患病的前几年，每次发作即使不干预大部分也会自行缓解。可是如果任由其发展，发作会越来越频繁，每次持续时间也会更长，甚至不能缓解，久而久之关节会被破坏，进而影响正常工作和生活。因此，如果您已经有以上痛风的症状，或者已经痛风了，请记得及时至医院就诊，不要耽误您的病情哦！

24. 痛风常发生在哪些关节

孔 宁

有些患者一定会疑惑，为什么我痛的是大脚趾，有的人痛的是膝盖，有的人脚背痛，还有人手指痛。

那么我们一起来看看，痛风经常累及哪些关节呢？

1 典型关节

痛风初次发病时绝大多数仅侵犯单个关节，75％累及下肢关节，其中以第一跖趾关节最为常见。足部痛风占所有痛风急性发作的 50％，85％～90％的痛风患者在病程不同阶段会影响到该关节。

2 其他关节

根据发作的频率，其他容易受累的关节依次是：足弓、踝、足跟、膝、腕、指和肘关节。大关节受累时，可伴有关节腔积液。一般 3～14 天缓解，反复发作可累及多个关节。

③ 特殊关节或少见关节

一些严重的痛风可累及肩、髋、骶髂、脊柱、下颌、胸锁等关节及软肋骨,患者表现有胸痛、肩背痛、坐骨神经痛、肋间神经痛等,少数可发生腕管综合征。如果您是个"老痛风"患者,出现上述部位疼痛,而又找不到其他原因,这时还是需要考虑是不是"老毛病"又犯了。

总之,如果未经治疗或治疗不规律,急性关节炎反复发作会发展为慢性关节炎。此后,关节炎间歇期缩短,发作越来越频繁,疼痛逐渐加重,甚至在发作之后也不能完全缓解。受累关节逐渐增多,严重者还会出现痛风石,关节畸形导致残疾。痛风的危害,不容小觑呀!

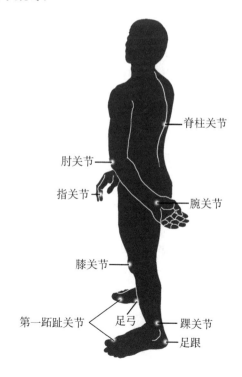

25. 为什么痛风发作时，检查尿酸却不高

孔 宁

有些患者一定会疑惑，为什么医生说我是痛风，让我查了尿酸，结果却不高呢？这个医生是不是"水平不行"，误诊了呢？

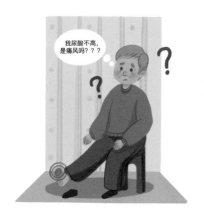

其实不是的！

大约近一半的痛风患者在痛风急性发作时血尿酸水平在正常范围内。为什么会有这种现象，可能有以下几种原因。

（1）在急性应激的状态下出现了自身的反馈性调节，肾脏和/或肠道排泄尿酸增加。

（2）在痛风发作时，一些外源性因素的影响，如患者大量饮水，停止摄入高嘌呤、高脂和高糖类食物等。

（3）关节局部的外伤、寒冷刺激，也可诱发痛风的急性发作，而此时血尿酸水平可能并未明显升高。

（4）服用降尿酸药的过程中，血尿酸下降，关节内尿酸晶体溶解，诱发急性发作。

因此，在急性发作期，即使血尿酸正常，也不可排除痛风的诊断。我们可以追溯发作前常规检查或体检的血尿酸水平，或者待急性发作缓解 4 周后复测血尿酸。另外，人体的血尿酸水平波动比较大，受到饮食、饮水、劳累等多因素影响，需至少检测非同日两次空腹血尿酸水平（非痛风急性发作期）来评估自身血尿酸状态。

但需要注意的是,血尿酸>420微摩尔/升不等于就是痛风。反之亦然,血尿酸水平不高也不能排除痛风。痛风诊断应结合详细的病史、体征、实验室和影像学检查及关节腔滑液检查,作出正确判断。

26. 关节痛、尿酸高,一定是痛风吗

孔 宁

"医生,您看我这关节又肿又疼,还有血尿酸升高,您赶紧给我开痛风的药吧",相信这段话不少医生耳熟能详。有的患者甚至看着自己体检报告有"高尿酸血症"一项,加之关节疼痛,便自我诊断"痛风"并开始服用相关药物。盲目用药,得不偿失。"关节痛"+"血尿酸升高",不一定是痛风!

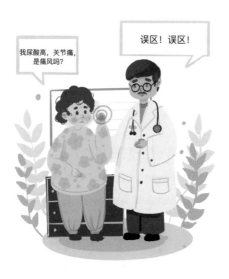

(1)高尿酸血症目前是世界范围内常见的代谢性疾病,高尿

酸血症最终发展为痛风的概率大概为 10%～15%。有数据显示，我国高尿酸血症总体患病率为 14.0%，而痛风患病率目前没有统一数据，各地差异较大，为 0.86%～2.29%，这说明绝大多数的高尿酸血症患者均无明显症状，仅有少数高尿酸血症患者会发展成为痛风。

（2）导致关节疼痛的疾病多种多样，痛风性关节炎需要与多种关节病鉴别，如假性痛风、关节损伤、骨关节炎、关节软组织感染、类风湿关节炎等。因为高尿酸血症很常见，所以患有其他关节病的患者也会伴有高尿酸血症，这种情况下，"关节痛＋血尿酸升高"显然不能诊断为痛风。若上述患者被误诊为痛风，服用痛风相关药物，不仅不能缓解症状，还可能出现药物过敏或药物互相作用而导致的不良反应，得不偿失。

因此，"关节疼痛＋血尿酸升高"并不等于痛风，需要结合详细的病史、体格检查、实验室和影像学检查，排除其他可能的疾病，才能诊断痛风。

27. 如何区分痛风病情的轻重

曹　灵　薛　愉

很多痛风患者也许因为怕麻烦、怕吃药而选择不就医，又或者觉得痛风只是关节痛，忍一下就过去了，不需要立即去医院就诊。殊不知，在自行判断选择是否就医的过程中，也许您可能耽误了最佳治疗时间。

那么在痛风突发的情况下，如何区分您是属于"轻"的痛风还是属于"重"的痛风呢？什么时候需要立即去医院就诊呢？

（1）当您仅仅只是体检发现尿酸轻度升高，并且没有关节痛、高血压、高血糖、高血脂等代谢异常，您可以先控制饮食，改变生活方式，监测血尿酸水平，"等一等"再去医院治疗。

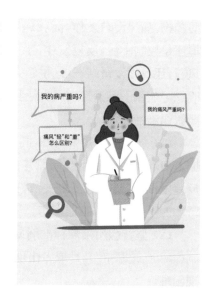

045

（2）当您出现关节疼痛，明显关节红肿，这个时候通过单纯地控制饮食已经不能控制尿酸了，需要更严格的自我管理，您可以在医生的指导下控制急性发作，急性期过后及时就医，全面评估痛风的脏器累及情况。

（3）您的痛风反复发作，出现痛风石或合并高血压、糖尿病、心血管疾病等情况时，您需要立即就医，通过规范的检查和诊疗，严格控制血尿酸水平，控制疾病进展。

总体来说，随着现在生活水平不断提高，居民对自身健康不断重视，一旦发现血尿酸异常升高或出现痛风发作等情况，您都需要及时至正规的医院就诊，听取医生的建议，以免耽误病情。

28. 哪些情况属于难治性痛风

曹 灵 薛 愉

有些患者或许很疑惑，为什么我的朋友痛风每天都吃降尿酸药物,痛风没有发作,而我痛风每天都按照医生的医嘱吃药,但还是控制不住,反复发作,手上、脚上在几年里慢慢都长了痛风石,还反复发肾结石,这是怎么回事呢? 其实出现这些情况说明您可能属于难治性痛风。让我们一起来看看出现哪些情况需要警惕难治性痛风。

（1）痛风治疗效果不好,同时伴有以下的相关情况:青少年期就出现高尿酸血症或痛风并伴有家族遗传史;痛风性关节炎反复发作,累及全身多个关节,并伴有痛风石的形成;痛风伴有肾功能不全等多种脏器损伤。

（2）坚持服用常规标准剂量降尿酸药物后,血尿酸仍难以控制（>360 微摩尔/升）;或者出现多种药物不良反应,药物选择出现困难。

（3）痛风反复发作并伴有心脑血管疾病或消化道溃疡,存在多种痛风抗炎症药物（消炎止痛药、秋水仙碱、糖皮质激素等）的禁忌证。

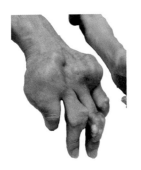

如果存在以上情况,您千万不要因为服用降尿酸药物效果不好而擅自停药,或者听信偏方胡乱用药。血尿酸持续达标是痛风治疗的关键,可以有效降低痛风的发作频率,减少并发症的发生率。当您出现上述情况,首先要坚定信心,去正规医院规范就诊治疗,让医生帮助您,通过科学合理的方式制订治疗方案,和您一起攻克痛风!

29. 医生是如何诊断痛风的

朱载华 薛 愉

典型的痛风发作很容易诊断,当出现足部关节突发的红肿热痛,数日内自发缓解,结合血尿酸增高的病史,一般就可以诊断。但是对于一些症状不典型的痛风,比如既往从来没查过尿酸,关节发作时检查尿酸又不高,或者关节仅隐隐作痛,没有典型发作那么痛,又或者第一次发作就发在手部关节,不是发在常见关节等,医生又是按怎样的标准来诊断的呢? 下面我们就把这个诀窍告诉您。

对于不典型的病例,医生的诊断很慎重,经常参考诊断标准,目前可参考的痛风诊断标准有 2 个。

(1) 1977 年美国风湿病学会(ACR)急性痛风关节炎分类标准。

序号	项 目
1	关节液中有特异性尿酸盐结晶,或
2	用化学方法或偏振光显微镜证实痛风石中含尿酸盐结晶,或
3	具备以下 12 项(临床、实验室、X 线表现)中 6 项: (1) 急性关节炎发作>1 次 (2) 炎症反应在 1 天内达高峰 (3) 单关节炎发作 (4) 可见关节发红 (5) 第一跖趾关节疼痛或肿胀 (6) 单侧第一跖趾关节受累 (7) 单侧跗骨关节受累 (8) 可疑痛风石 (9) 高尿酸血症 (10) 不对称关节内肿胀(X 线证实) (11) 无骨侵蚀的骨皮质下囊肿(X 线证实) (12) 关节炎发作时关节液微生物培养阴性

按这个标准,只要在发作关节的关节液中检测到尿酸盐结晶就可以诊断了,但是这种有创检查,不作为临床医生的首选,一般可以根据典型的临床特点进行诊断。如果临床特点不够典型,按这个标准就需要使用 X 线来诊断,但是当出现 X 线表现的时候,已经是晚期了。大家可以注意到这个已经是非常老的标准了,随着科学的发展,我们目前可以做关节 B 超或者双能 CT 来辅助诊断,特异性很高。因此,1977 年 ACR 标准中的 X 线目前已经不常用。

　　(2) 2015 年 ACR/欧洲抗风湿病联盟(EULAR)痛风分类标准,该标准采用积分制,≥8 分则认为可诊断痛风,对于疑难痛风的诊断有很大的帮助。使用这个标准我们需要分 3 步走。

　　1) 至少有一次外周关节或滑囊发作性肿胀、疼痛或压痛。不符合,则痛风诊断不成立;若符合,进入步骤 2。

　　2) 经偏振光显微镜检查证实:有症状的关节或滑囊存在单钠尿酸盐晶体,或者"痛风石"中发现单钠尿酸盐晶体。符合,诊断痛风;不符合或者没有做该项检查,进入步骤 3。

　　3) 以下积分累计≥8 分,诊断痛风。

项目	标准	分类	得分
临床表现	受累关节部位和数目	踝关节/足中段(单关节或寡关节)	1
		第一跖趾关节(单关节或寡关节)	2
	特异性症状数目(个)(红肿、明显疼痛、活动受限)	1 个	1
		2 个	2
		3 个	3

续 表

项目	标准	分类	得分
实验室指标	典型发作次数(符合以下 2~3 条为典型发作：①疼痛达峰时间<24 小时；②症状缓解时间<14 天；③间歇期)	单次典型发作	1
		多次典型发作	2
	痛风石	有	4
	血尿酸水平(未使用降尿酸药物；急性发作 4 周后；任意时间的最高值)	<240 微摩尔/升	-4
		360~479 微摩尔/升	2
		480~599 微摩尔/升	3
		≥600 微摩尔/升	4
影像学	超声或双能 CT 发现尿酸盐沉积	有	4
	X 线示痛风骨侵蚀表现	有	4

　　这些表格是不是看起来让人头晕眼花了呢？想要明确您是否患有痛风,还是需要至正规医院就诊,由医生进行诊断哦!

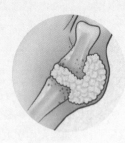

第四篇 痛风/高尿酸血症
——检查

30. 痛风患者需要做哪些化验

陈芳芳　赵　力　薛　愉

痛风是不是只需要监测尿酸就可以了？还需要做哪些化验检查？为什么要做这些检查？想必很多患者都有这样的疑问。确实，在痛风疾病管理中，我们除了需要进行尿酸检查外，还需要做一系列化验检查来帮助评估疾病和确认是否存在其他的并发症。

❶ 血尿酸检查

（1）检查目的：用于高尿酸血症的诊断和降尿酸治疗疗效的评判。

（2）检查注意事项：空腹 8～10 小时以上，检查前一天忌高嘌呤饮食，检查前无需停用降尿酸药物。

（3）判断标准：用于诊断高尿酸血症时，无论男女，非同日两次空腹血尿酸值＞420 微摩尔/升，就可诊断为高尿酸血症。用于降尿酸治疗评判时，空腹血尿酸＜360 微摩尔/升是我们的目标值，但是长期血尿酸过低也会损伤身体，尤其是我们的神经系统，所以建议血尿酸值不低于 180 微摩尔/升。

②尿尿酸检查

（1）检查目的：初步判定高尿酸血症的病因分型，有助于降尿酸药物选择及鉴别尿路结石的性质。

（2）检查注意事项：严格低嘌呤饮食5天后留取24小时尿。当日饮水量保持在1.5～2升。

（3）判断标准：24小时尿尿酸总量＞800毫克为尿酸生成过多型；＜600毫克为尿酸排泄减少型，值得注意的是不少患者两种也可同时存在，检测结果需要结合其他检查结果综合分析。

051

③关节滑液检查

（1）检查目的：寻找尿酸盐晶体，明确诊断。

（2）检查注意事项：关节肿胀明显，且关节超声检查发现有关节积液的患者可行关节穿刺抽取滑液，最好在B超引导下进行，提高检出率。局部皮肤有感染，血小板减少，有凝血功能障碍的患者，不建议做该项检查。

（3）判断标准：滑液中或白细胞内有负性双折光针状尿酸盐结晶者为阳性，阳性检出率约为90%。

④肾功能检查

（1）检查目的：用于痛风患者肾脏功能的评估，以及药物安全性监测。长期的高尿酸血症得不到控制会导致肾功能损伤，因此，要定期检查肾功能情况。同时也可以帮助医生选择降尿酸的药物。

（2）检查注意事项：此项为血液中反映肾脏功能的生化指标，其中包括血尿酸这个项目，也需至少空腹8～10小时以上，检查前一天忌高嘌呤饮食，检查前无需停用降尿酸药物。

（3）判断标准：肾功能指标异常提示肾脏受到影响。

⑤ 肝功能检查

（1）检查目的：痛风患者常需要长期服用降尿酸药物。另外，痛风患者合并脂肪肝也非常常见，这些均会增加肝脏负担，应定期随访肝功能，根据结果及时调整药物或者停用。

（2）检查注意事项：空腹检查，检查前 8～10 小时需要禁食。检查前几天应尽量保证充足的睡眠，不要过度劳累，不进行剧烈运动，禁止饮酒，清淡饮食，避免进食高脂肪、高蛋白食物，不能食用含有丰富胡萝卜素、叶黄素的食物，以免影响肝功能结果。

（3）判断标准：肝功能指标异常提示肝脏功能受损。

⑥ 空腹血糖、血脂

（1）检查目的：通过血糖、血脂检查可以评估糖、脂代谢的状况，及时发现异常并给予积极的降糖、降脂治疗，避免高血脂、高血糖、高尿酸并存，进一步损伤心脑血管系统。

（2）检查注意事项：血糖和血脂与进食关系密切，因此，必须在空腹状态下检查，空腹时间为 8～12 小时。严格禁食，可喝少量水，总量不宜超过 100 毫升。在检查前的一段时间内保证正常的饮食习惯，也不宜有意安排素食。在检查前一天不进行剧烈运动，不喝酒，不喝咖啡和浓茶。

（3）判断标准：一般空腹全血血糖为 3.9～6.1 毫摩尔/升；血脂异常的诊断标准为总胆固醇≥5.2 毫摩尔/升，低密度脂蛋白胆固醇≥3.4 毫摩尔/升，高密度脂蛋白胆固醇＜1.0 毫摩尔/升，甘油三酯≥1.7 毫摩尔/升。指标出现异常提示糖和脂肪代谢状况受到影响。

7 尿常规

（1）检查目的：可用于了解痛风及合并症的病情，同时对于痛风的治疗也有重要的指导和提示作用。

（2）检查注意事项：留取晨尿（清晨起来第一次小便），留取中段尿（排尿过程中的中间一段尿液），保持清洁、避免污染、及时送检，若存放时间过长可能会影响结果。女性检查时应避开月经期，在月经结束后的一周左右再进行检查。检查前尽量不进行剧烈运动，以免可能导致出现生理性蛋白尿。

（3）判断标准：尿常规检测包括多项指标，其中主要观察尿酸碱度（pH），其与尿酸排泄情况相关，正常尿液 pH 为 6.0 左右，呈微酸性，但高尿酸血症患者 pH 最好维持在 6.2～6.9。

上述各项检查对于痛风的诊断、全面评估身体状况及治疗效果的评价均具有重要意义，是了解病情进程、调整药物剂量或种类的必要依据。因此，一旦有痛风发作，需要及时就诊检查，确诊后定期检查。

31. 痛风患者需要做哪些辅助检查

陈芳芳　赵　力　薛　愉

除了一些血、尿、关节滑液的化验以外，痛风患者还需要酌情做一些辅助检查，包括 B 超、CT、X 线等，以全面地评估病情。

1 关节超声检查

（1）检查目的：帮助诊断、协助关节穿刺定位和评估治疗效果。

（2）检查注意事项：被检查的关节需要充分暴露，建议根据被检查关节所在部位，穿方便穿脱的衣物或鞋子。

（3）判断标准：关节内出现积液、滑膜炎、尿酸盐沉积和痛风石形成。

② 关节双能 CT（DECT）检查

（1）检查目的：能特异性识别尿酸盐结晶，较为准确地检查出尿酸盐晶体沉积位置，同时可测量尿酸盐晶体的体积，可以作为痛风的筛查和诊断工具，也可评估血尿酸下降后的关节内尿酸的负荷量，反映疗效。

（2）检查注意事项：检查时保持关节静止，不能移动，以免干扰成像。

（3）判断标准：关节或软组织内见尿酸盐沉积。

③ 关节 X 线检查

（1）检查目的：尿酸在 X 线下不能显影，但痛风关节炎有特殊的影像学表现，可以作为痛风诊断工具，排除其他关节疾病，评估关节骨侵蚀状况。

（2）检查注意事项：检查时保持关节静止，不能移动，以免干扰成像。

（3）判断标准：急性关节炎期可见关节周围软组织肿胀；慢性关节炎期可见关节间隙狭窄、关节面不平整、痛风石形成，典型者骨质呈虫蚀样（像虫子咬的细孔）或穿凿样（像凿出的口子）缺损，边缘呈尖锐的骨质增生、硬化，严重者出现关节脱位、骨折。

④ 肾脏及泌尿系统超声检查

（1）检查目的：用于痛风患者肾脏情况的评估，及指导药物选择。长期的高尿酸血症会导致肾结石，因此，要定期行肾脏超声检查。同时也可以帮助医生选择降尿酸的药物。

（2）检查注意事项：①需要空腹，夜间12点以后不要进食，因为进食以后可以导致肠道气体的大量生成，肠道气体可以衰减超声波的信号，影响肾脏超声图像的清晰度。②需要憋尿，憋尿可使肾盂、输尿管、膀胱得到充盈，从而清晰地看到泌尿道内部的情况，比如结石、有无梗阻、有无积水等。

（3）判断标准：强回声常提示结石的存在。

当然，以上检查并不是全都需要做，医生会根据患者的具体情况，开具最合适的检查，既保证全面到位，又不会产生过多的经济负担。

055

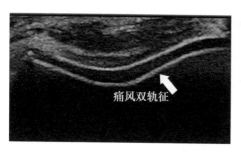

痛风双轨征

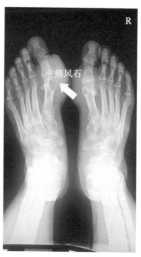

痛风石

32. 检测尿酸是查血还是查尿

赵 力 薛 愉

"医生,我要查尿酸,我现在正好有小便,您开张化验单给我,我去验。"当医生告知尿酸需要验血,这位患者满脸的困惑:明明查的是"尿酸",又不是"血酸",为什么会是验血呢?

下面的内容就来解答这个疑惑。

1 我们通常所说的尿酸是什么

我们通常说的尿酸一般是指血尿酸,也就是血液里的尿酸,因为细胞代谢产生的尿酸会直接排出至血液。在报告单上,血尿酸通常被归于肾功能检查中,这是因为肾功能损害会抑制尿酸从尿液中排出,导致血尿酸升高。

2 尿里有尿酸吗

尿中也有尿酸,称为尿尿酸,是人体将多余的尿酸排出体外的途径之一。临床上医生有时候会要求检查 24 小时尿尿酸,对痛风病情地判断也很重要。

3 尿尿酸如何检测

尿尿酸通常是检测 24 小时排泄尿量中总的尿酸含量,正常值是 600~800 毫克。在检查尿尿酸时,医生护士一般会给患者一个塑料桶,用于收集 1 天中排出的所有尿液,第 2 天再交到检验科。也有时候为了方便,留取 1 小管尿液检测尿液中尿酸的浓度,但是这种检测受影响因素很多。

④ 检查尿尿酸的目的是什么

尿尿酸可以反映肾脏排泄尿酸的能力,分析患者高尿酸血症和痛风的原因,也可以帮助医生选择合适的药物。

因此,我们要分清血尿酸和尿尿酸,当医生让我们去查"尿酸""血尿酸""肾功能"时,

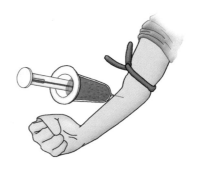

057

我们就要准备抽血,而当医生让我们去检查"尿尿酸""24 小时尿尿酸"时,我们就要做好准备,留尿或者留取 24 小时尿液了。

33. 为何高尿酸血症患者要做肾脏相关检查

梁敏锐

高尿酸血症患者到门诊就诊,发现医生不但开了血尿酸的化验单,还同时检查了血肌酐和尿常规,甚至是泌尿系 B 超,医生解释除了需要了解血尿酸水平,还需要评估肾脏病变,这是为什么呢?

① 高尿酸血症可能会导致肾脏功能损伤

尿酸由饮食摄入和体内分解的嘌呤化合物在肝脏中产生,约 2/3 尿酸通过肾脏排泄,主要经肾小球滤过、近端肾小管重吸收、分泌和分泌后再吸收,未吸收部分从尿液中排出。如果尿酸盐沉积在肾脏中可直接导致慢性尿酸盐肾病、急性尿酸性肾病和尿酸性肾结石。

② 肾脏疾病可能是高尿酸血症的原因

慢性肾脏病变会影响尿酸的排泄,发生继发性高尿酸血症,进而又可导致或加重肾脏疾病,形成恶性循环。高尿酸血症已证实是慢性肾脏病进展的独立危险因素。

③ 肾脏检查可以帮助选择更合适的药物

不论是降尿酸药物还是急性发作期的控制药物,都需要根据患者的肾功能情况及肾脏基础病变选择用药,调整剂量。例如,苯溴马隆可通过抑制肾小管尿酸转运蛋白-1(URAT1),抑制肾小管尿酸重吸收而促进尿酸排泄,降低血尿酸水平,肾功能重度减退或尿酸性肾结石患者需禁用。中重度肾功能不全的患者,使用别嘌醇、非甾体抗炎药(NSAIDs)、秋水仙碱都有可能进一步加重肾功能损伤,或者引起其他的可能不良反应,所以在选择药物前需要检查肾功能。

④ 治疗过程中,需要监测药物是否导致肾脏不良反应

一些降尿酸药物或控制炎症的药物都会影响患者的肾功能,例如,我们常使用非甾体抗炎药、秋水仙碱来控制痛风的急性发作,但在使用过程中需要监测肾功能,有严重慢性肾脏病并且未透析的患者不建议使用。另外,降尿酸药物非布司他、别嘌醇、苯溴马隆等均需要参考说明书,在肾功能不全的情况下也需要调整剂量。

因此,出于上述多种原因,您在被诊断为痛风和高尿酸血症后,在选择合理的药物时,在接受治疗的过程中,都需要注意做肾脏相关检查,及时发现问题并采取措施,才能保护好您的肾脏哟。

34. 痛风和高尿酸血症患者需要做哪些超声检查

王　茜　赵　力　薛　愉

超声检查就是利用人体组织和器官对超声波的反射，形成不同的反射波波形及回声图像，进行疾病诊断，具有无创、无痛、方便、直观的特点。对于隐藏在人体内部的脏器，临床上最常用的检查就是超声，它也被称为"临床医生的眼睛"。那么，痛风患者需要做哪些超声检查呢？

1　关节超声

关节超声在诊断痛风有很好的优势：它既没有创伤性，也避免了放射性，而且一次可以检查多个关节，也适合反复多次检查来监测治疗效果，方便安全。另外，患者可以和做检查的医生直接进行面对面的交流来帮助判断病情，不像 CT 或者磁共振检查，无法和诊断医生进行互动。

在痛风发作期，关节超声能准确测量关节积液、滑膜增生的厚度、滑膜血流的情况以提示关节的炎症程度。在痛风患者降尿酸治疗过程中可以观察痛风石的部位和评价骨侵蚀的情况。在高尿酸血症患者中，关节超声可以在痛风发作前就发现关节内和周围组织内沉积的尿酸盐晶体，起到早期预警的作用。

2　肾脏和泌尿系统超声

我们知道，高尿酸血症会引起肾脏损害。目前认为肾脏内累积的尿酸盐结晶会引起肾小管梗阻，形成急性肾脏损害；此外结晶体还可诱发肾小管间质性炎症、损害细胞功能，最终导致慢

059

性肾脏疾病。

因此，对高尿酸血症和痛风患者来说，进行肾脏超声检查，根据声像图变化的情况可明确如下内容。

（1）是否存在慢性肾病改变。

（2）是否合并肾脏和泌尿系统的结石：除常见的钙盐结石外，超声还能发现 X 线和 CT 不能显影的单纯性尿酸结石（因尿酸结石有透过射线的特性）。

（3）指导治疗药物选择：通常在降尿酸治疗前要通过肾脏超声等检查明确是否合并肾结石。临床应用中发现高尿酸血症患者服用苯溴马隆后，肾脏尿酸排泄增加，但该类药物可促进尿酸盐晶体在肾脏的沉积，从而增加肾结石形成的风险，对已合并肾结石的患者更是不建议使用。由于高尿酸血症和痛风患者合并肾和泌尿系统结石的风险较高，为了评估病情和选择治疗方案，医生会要求患者进行肾脏及泌尿系统超声的检查。

③ 腹部超声和血管超声

高尿酸血症和痛风患者常出现代谢综合征，此类患者出现脂肪肝的风险很高，因此医生常常建议患者进行腹部超声检查以排除是否合并存在脂肪肝，并指导治疗。另外，腹部超声检查还可以帮助判断是否存在其他肝脏病变，或者胆道、胰腺、脾脏的病变，有利于我们在选择治疗药物前了解重要脏器的功能。

目前证实，人体尿酸水平的升高与血管损伤、硬化和动脉斑块形成有关。研究显示，高尿酸血症患者颈总动脉粥样斑块发生率为 70.3%，远高于正常人 25.0% 的发生率。由于心血管疾病的对生命健康的严重危害，对痛风和高尿酸血症患者进行血管超声检查可以早期发现伴发的心血管系统疾病，以便早期进行干预。

超声检查具有无痛、无创、结果直观的优点，对痛风严重程度、受累器官评估、药物选择和疗效监测都具有十分重要的作用。对痛风患者来说，需在医生指导下酌情选择检查。

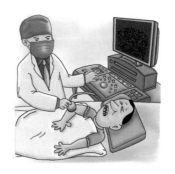

35. 如何发现关节里的尿酸

赵 力 薛 愉

实际上，我们并不能看见尿酸，就如同我们看不见空气中的水，但当空气中的水凝为雾汽、水蒸汽，我们就能看见了。关节中的尿酸也一样，当它形成尿酸盐结晶，我们就可以看见了。那我们什么时候看呢？怎么知道关节里到底有没有尿酸盐结晶呢？

❶ 尿酸什么时候能被我们看见呢

当它的盐溶液浓度过高，从液体中析出、沉积后，我们可以通过显微镜、双能 CT、关节超声观察到尿酸盐结晶；当结晶越来越多，被机体纤维组织包裹后，就可以形成肉眼可见的痛风石。因此，只有在以上两种情况下，我们才能够看见尿酸。

❷ 如何看见关节里的尿酸呢

我们可以运用前面提到的双能 CT 和关节超声，间接地观察尿酸盐晶体,这是无创性的检查,两种各有优劣。双能 CT 准确性高,分辨率高,但是价格较贵,有一定辐射,且目前只有少数大医院才能开展;关节超声价格较低,无辐射,但是需要超声医师有一定经验。如果间接手段不能清晰地看到关节中尿酸盐晶体的话,也可以进行直接的有创检查,即抽取关节滑液,在偏振光显微镜下寻找针尖状、双折光的单钠尿酸盐晶体。这项检查对痛风诊断有决定性意义,但由于是有创伤的,患者接受度也不高,因此现在已很少开展。

综上所述,想要看到关节中的尿酸盐结晶并不难,患者可以结合自身情况,听从医嘱进行上述检查。

36. 关节超声如何对痛风明察秋毫

赵 力 薛 愉

关节超声是用于诊断关节疾病的重要帮手,常用于骨关节炎、类风湿关节炎、关节积液、痛风和假性痛风等疾病。那关节超声检查对痛风有哪些用处呢?

❶ 关节超声检查的目的

关节超声属于肌肉骨骼超声,是一种无创的检查方法,不需要暴露于射线中,就可以在活动中观察关节结构和功能。

在痛风中,关节超声可以发现尿酸盐结晶沉积和/或痛风性骨侵蚀等关节损害,动态评估降尿酸治疗的疗效。

❷ 痛风的关节超声表现是怎样的呢

首先,痛风关节会出现一些特异性的表现,也就是说,当出现这种表现时,很大可能就是痛风了。这些特异性表现包括关节或肌腱内的痛风石样沉积和双轨征。痛风石样的沉积是被低回声边界包围的卵圆形点状高回声,其中的低回声一般是一些纤维、滑膜组织,而高回声则是沉积的尿酸盐了。双轨征是关节软骨表面的线状致密高回声,关节软骨表现为高回声,而其上沉积的尿酸盐表现为线状高回声,两者平行自然就是"双轨"了,有些患者还可以出现暴雪征(滑液中点状高回声),也是痛风的特异性表现。

当然,痛风的关节超声也有一些非特异性的表现,如关节积液、滑膜增厚和骨侵蚀等,这些征象也可能出现在其他关节疾病中,因此需要结合其他检查综合判断。

最后友情提醒:和其他部位的超声检查一样,关节超声也需要事先涂抹耦合剂,没错,就是那种黏稠的液体。实际上,这叫超声耦合剂,是一种水性高分子凝胶,这是为了排除探头和皮肤之间的气泡,以便更好地传导超声波。耦合剂对人体无毒无害,对皮肤也没有刺激性,做完检查后,用纸擦干,或者用清水冲洗干净就可以了,即使沾到衣物上,也很容易清洗掉,不会损坏衣物。

37. 双能 CT 如何让痛风无处遁形

刘寄语　薛　愉

痛风诊断的金标准是关节穿刺抽取滑液,在偏振光显微镜下,滑液中可以看到双折光针尖样尿酸盐结晶。但是这种方法容易导致关节感染并且有创,因此患者不容易接受,临床也不常用。那有没有无创、直观显示尿酸盐晶体的方法呢?除了上文所说的关节超声,本文再给大家介绍双能 CT 检测尿酸盐晶体的技术。

1 双能 CT 是什么

双能 CT 检查基于物质分离的原理，能够准确检测出人体内的痛风石（即尿酸盐结晶沉积），区别出假性痛风石（焦磷酸盐和磷灰石结晶沉积），具有快速、多关节成像、无创、定量、可重复性高的优点，成为临床诊疗痛风必不可少的利器之一。

2 双能 CT 的工作原理是什么

双能 CT 又称为双源 CT（DECT），其系统中相互垂直的 2 个球管发出两种不同能量（80 千伏和 140 千伏）的射线进行同步螺旋扫描，探测器接受后，对不同能量下所采集的各种密度物质的衰减信息（即不同 CT 值）进行分析，最后形成影像。通过软件重建、按照参数比值区分后，DECT 可以将在普通 CT 扫描中无法区分的物质，用不同颜色的伪彩图形式表示出来，白色为骨皮质，紫色为松质骨，绿色为尿酸盐结晶。

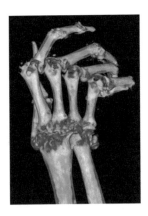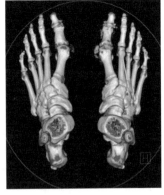

③ 双能 CT 有哪些优势

与传统 CT 扫描相比,辐射剂量很低(<0.5 毫希弗)。人们所担心的医用 CT 的危害主要来源于 X 线产生的电离辐射,其实日常生活中也存在着辐射,如乘坐飞机 20 小时的剂量大约是 0.1 毫希弗;地铁安检,乘客每年可能接受<0.01 毫希弗的辐射。根据国际基本安全标准规定,公众个人安全剂量限值为每年 1 毫希弗,辐射相关从业人员(如放射科医生等)的个人安全剂量限值为每年 20 毫希弗。而一次双能 CT 的辐射剂量<0.5 毫希弗,因此,双能 CT 对人体是不会造成损伤的。另外检查无须空腹,也无须注射造影剂。

④ 双能 CT 让特殊部位的痛风"无所遁形"

在出现持续背痛的痛风患者中,双能 CT 能检测出尿酸盐晶体在脊柱关节的沉积。若患者存在无法解释的背痛,这个发现提示可能发生了脊柱痛风。

双能 CT 还能检测到血管的尿酸盐沉积,血管尿酸盐沉积与冠状动脉钙化评分升高和心血管风险升高有关。

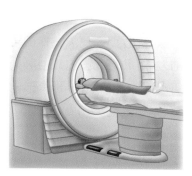

综上所述,双能 CT 能够对全身的尿酸盐负担加以量化,也有助于减少侵入性诊断操作,未来非常值得开展研究,以评估双能 CT 能否有助于早期诊断痛风,并指导痛风的降尿酸治疗,成为患者战胜痛风的一把利器。

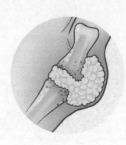

第五篇　痛风/高尿酸血症
——治疗

38. 得了痛风，该怎么办

徐　睿　朱小霞　宣丹旦

很多患者在第一次痛风发作时感到疼痛难忍,无法正常行走和工作,会十分惊慌,这是完全可以理解的。但是,相信您读了本文之后,一定可以淡定从容地面对痛风发作了。

当您出现了第一跖趾关节肿痛、脚底或脚背肿痛、踝关节的急性肿痛,局部皮肤发红、发烫,并且有活动受限(行走困难),那么您可能是痛风发作了。如果您以前体检时出现过血尿酸升高,那么痛风发作的可能性更大,如果您以前有过类似的发作,并且几天内关节肿痛就好转了,那么痛风诊断基本上可以明确了。不过,也有部分痛风患者第一次关节肿痛发生在膝、腕等其他关节。当然,您一定要尽快到医院就诊以明确诊断。

确诊痛风后需要第一时间接受抗炎治疗,尽快缓解关节炎症。当然,您需要检查肝、肾功能,血、尿常规等,排除基本的脏器功能障碍后在医生指导下选择适合的抗炎药物(详见第46问)。同时,您需要休息,不要活动肿痛的关节,因为过度活动会延缓关节炎症消退并导致进一步损伤或迁延不愈。

饮食上,需要多饮水,一方面有助于尿酸通过尿液排出体外,另一方面也有助于炎症的缓解。在痛风急性期,建议避免饮酒,避免食用海鲜、动物内脏、肉汤、红肉等高嘌呤食物及含果糖饮料,低脂饮食并以素食为主。当痛风缓解、血尿酸控制稳定后可逐渐放松饮食限制。同时,痛风发作期还需要注意监测血压、血糖、血脂等指标,若存在异常,给予综合治疗。

如果您积极改善了生活方式,并且也接受了规范的抗炎治疗,关节肿痛仍然得不到改善,这时候需要就医复诊。了解痛风是否诊断明确,排除其他可能的关节肿痛病因,如损伤性关节炎、血清阴性脊柱关节病、类风湿关节炎等。若痛风诊断明确,那么您可能需要在医生的指导下调整抗炎治疗方案。

最后,不要忘了,痛风是一个慢性疾病,多数会反复发作,最终形成不可逆转的危害。抗炎治疗、缓解关节肿痛只是"治标",我们还需要"治本",也就是控制血尿酸。首先,您需要长期注意保持健康的生活方式,本书中对于饮食、运动等生活方式均有具体的介绍,另外您还需要就医并通过全面检查评估痛风的病情,明确是否存在合并症或并发症,咨询医生是否需要长期服用降尿酸药物,并定期复诊随访评估治疗效果。

067

39. 单纯高尿酸血症需要吃药治疗吗

梁敏锐

单纯高尿酸血症也就是通常所说的"无症状高尿酸血症",是指:血尿酸水平升高,但无尿酸盐沉积的表现或症状,如痛风、尿酸性肾病等发生。经常有患者发现自己血尿酸升高了,从此陷入了忐忑不安的情绪之中。其实,从无症状高尿酸血症发展至痛风性关节炎,时间因人而异,需要 3～42 年(平均 11 年),但大多患者始终无症状,不会进展到痛风发作、痛风石、急性尿酸性肾病,或慢性尿酸盐肾病。

目前对于无症状高尿酸血症患者是否需要服用降尿酸药物治疗,世界各地意见不统一,多数专家不建议服药。那么没有不舒服就可以不用处理"无症状高尿酸血症"吗? 并非如此。所有血尿酸升高的患者,都需要生活方式干预,如适量多饮水,低嘌呤饮食,适当运动等。

另外,对于无症状高尿酸血症患者,首先需要了解有无导致高尿酸血症的潜在病因,比如遗传性酶缺陷引起的高尿酸血症、血液系统疾患、肾脏病变等;询问有无诱因,比如饮酒、肥胖、服用会升高血尿酸的药物;查明有无相关合并情况,如超标的身高体重指数(即 BMI)和腹围,高血压,心血管疾病,确保这些合并情况得到很好的控制;通过医生的体格检查、B 超等检查寻找有无尿酸盐沉积的证据(皮肤软组织、关节和肾脏)。根据您的自身情况,与专科医生商量是否有必要启动药物降尿酸治疗。但是,不管如何,您都需要定期检查血尿酸和肾功能,以及血常规、血脂、血糖、肝功能等指标,一旦出现关节肿痛发作、肾功能异常等警报,需要及时就诊。

一般来说,痛风性关节炎发作 2 次或者超过 2 次,就需要开始药物降尿酸治疗;对于痛风性关节炎仅仅发作 1 次的患者,如果合并了以下的任何 1 项情况,则需要开始药物降尿酸治疗,包括:年龄＜40 岁、血尿酸＞480 微摩尔/升、有痛风石或关节腔尿酸盐沉积证据、尿酸性肾结石或肾功能损害、高血压、糖耐量异常(即血糖异常升高)或糖尿病、血脂紊乱、肥胖、冠心病、脑卒中、心功能不全。

既往我们主张在痛风性关节炎控制稳定后开始药物降尿酸

治疗,但是从一些研究来看,在有效抗炎症治疗的基础上也可以在急性期就开始服用降尿酸药物,主要结合患者意愿以及后续是否方便复诊来做出决定。但必须牢记,痛风急性发作期只有在有效抗炎治疗基础上方能开始服用降尿酸药物,否则可能会出现痛风性关节炎的加重。

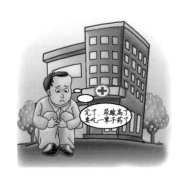

069

40. 得了痛风,需要长期吃药吗

叶文静　于一云

　　门诊上经常有患者抱怨说:"痛风看不好,吃了药也没见好,该发作的时候照样发作,根本不能'除根',既然除不了根,那就等发作的时候再去医院挂盐水吧,平时不用管。"我相信很多痛风患者有这样的想法,只想"除根",但不希望长期吃药。

　　对于大部分患者来说,痛风的急性发作都是可控的,那什么时候会出现患者所描述的治疗不见好的情况呢? 举个典型的病例,一位有7~8年痛风病史的中年男性,反复关节肿痛1个月,以前关节痛的时候只要去诊所输1瓶止痛药就好,平时也不吃药,痛风发作也不频繁。他觉得这样治疗很方便,于是多年来每次发作都是用"输液1天,最多2天"来解决。但是近半年,这个"妙招"却不大好使了,常常输液3天仍有关节痛,而且发作也比以前频繁,这次发作,输了5天液效果仍然不好,关节还是很疼,反反复复、时轻时重。于是,换诊所、换药物,来来回回折腾 1 个月,右足关节疼痛非但没好转,还肿成了"大包子"。

也许上述治疗过程很多痛风患者都有类似经历。那么为什么会这样呢?归根结底在于没有规范治疗:首先,痛风发作的时候,不能只想着打止痛针或吃止痛药,不痛就不管了。痛风是慢性病,在痛风急性期过后还是需要口服降尿酸药物比如苯溴马隆、别嘌醇或非布司他进行长期降尿酸治疗,并且将血尿酸长期维持在<360 微摩尔/升。长期控制好血尿酸水平能降低痛风的发作频率。其次,合理的使用药物非常重要,在药物治疗效果不佳时需要考虑其他因素,比如是否使用了恰当的药物,药物的剂量、疗程是否足够,是否有其他的并发症(比如合并感染),是否最近服用了具有升高尿酸作用的药物,治疗期间是否有严格控制饮食。

因此,在此建议广大痛风患者要及时就诊,规范治疗。除了药物治疗,也不要忘了适当控制饮食。并且当您的痛风反复发作,规律治疗后未见明显好转,您需要立即到正规医院就诊,让专业的医生判断您的病情,针对性地治疗。

41. 痛风常用的降尿酸药物有哪些

王　茜　梁敏锐　宣丹旦

当患者采取生活方式干预但效果不佳时,就需采取药物治疗了,下面我们就简单介绍一下常见的降尿酸药物。

降尿酸药物目前可分为抑制尿酸合成药物和促进尿酸排泄药物两大类,国内最常用的降尿酸药物主要有别嘌醇、非布司他和苯溴马隆,可以根据病因、合并症和肝肾功能等进行选择。别嘌醇和非布司他属于前者,主要是通过抑制黄嘌呤氧化酶(尿酸生成所必需的关键酶)活性,减少尿酸合成,从而降低血尿酸;而苯溴马隆则通过促进肾脏尿酸排泄来降低血尿酸。每一位患者都需要在医生的指导下选择适合自己的药物,并非越贵越好。无论使用哪一种药物,都需要定期检测肝、肾功能,并根据血尿酸的情况调整剂量,长期服用。

071

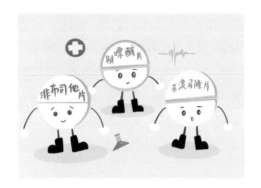

① 别嘌醇与非布司他

别嘌醇能够通过抑制黄嘌呤氧化酶,减少体内的尿酸产生。如果把体内的尿酸比作"水池",别嘌醇就可以缩小"水池"的进水口,从源头上减少尿酸的生成。此外,别嘌醇价格较为便宜,对于需要长期服用降尿酸药物的患者来说经济负担较小。

非布司他的作用原理与别嘌醇类似,也可以从源头上抑制尿酸的生成。《2016 中国痛风诊疗指南》中指出,非布司他在肾功能受损的患者中较别嘌醇更具优势。

❷ 苯溴马隆

如果说别嘌醇和非布司他可以关闭尿酸生成的"进水口"，那么苯溴马隆则可以打开尿酸"水池"的"下水道"。苯溴马隆可以促进尿酸的排泄，适用于尿酸排泄较低的患者，但在促进尿酸排泄的同时，也增加了肾结石的风险。因此，在选择苯溴马隆之前需要检查泌尿系统超声，有肾结石的患者避免使用。在服用苯溴马隆的同时，也应该多喝水，并且必要时可以碱化尿液，促进尿酸的排出。

以上就是国内常用降尿酸药物的简单介绍，在后续篇章中我们将详细介绍这 3 种药物。各位患者要注意的是，无论选择哪一种药物，都需要医生根据实际情况进行专业的判断，大家一定不要随意自行用药！

42. 别嘌醇和非布司他有什么区别

曹　灵　赵天仪

痛风患者们一定听说过这个降尿酸经典药物——别嘌醇，别嘌醇上市时间早、价格便宜、基层用药广泛。

别嘌醇的作用机制是通过抑制黄嘌呤氧化酶，减少尿酸合成，进而降低血中尿酸浓度。别嘌醇的使用一般从小剂量开始，起始剂量为 100 毫克/天，用药 2~4 周后复查肝肾功能，依据尿酸结果调整别嘌醇用量，一般推荐使用剂量为 300 毫克/天，最大剂量不超过 600 毫克/天，儿童用量酌情减少。

相较于别嘌醇，非布司他可谓是降尿酸药物的"新贵"，被许多患者推崇，非布司他的降尿酸机制与别嘌醇相似，都是通过抑制尿酸生成途径中重要环节的酶,进而降低血尿酸水平。非布司他起始剂量为 20~40 毫克,每天一次,用药 2~4 周后监测患者肝肾功能,调整药物剂量。

除了服药剂量的不同,两种药物常见的不良反应也有较大的区别。别嘌醇最常见的不良反应是过敏反应,甚至可导致重症药疹,危及生命,在使用过程中需要各位患者密切监测是否有皮疹发生。非布司他最常见的不良反应是肝功能异常,在用药过程中应定期进行肝功能监测。另外,美国食品药品监督管理局(FDA)发布了非布司他可能会导致心血管事件的黑框警告,但目前相关研究并未明确表明非布司他会升高心血管事件的风险,因此在选择非布司他前需要进行详细评估相关风险及获益。相比于别嘌醇,非布司他在肾功能不全的患者中应用更有优势,并且发生药疹的概率很小。

总而言之,没有"完美"的药物,建议各位患者在选择降尿酸药物的时候到正规医院就诊,在专科医生的指导下进行选择和随访。

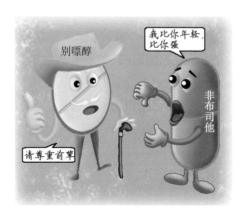

43. 非布司他会导致心脏病吗

王　茜　杨　雪

非布司他于 2013 年被批准在中国上市,一直在痛风患者群中有着神秘而又高贵的名气,深受喜爱,它究竟如何呢?

非布司他因主要通过肝脏清除,在肾功能不全和肾移植患者中具有较高的安全性,但重度肾功能不全者仍需慎用。

对于非布司他的副作用,除了肝功能损害、胃肠道反应、皮疹等,心血管方面的安全性一直是医疗界争论的重点,相信很多患者也有所耳闻。美国 FDA 于 2017 年提出非布司他增加心脏相关死亡和全因死亡(即各种原因导致的死亡)的风险。2019 年 2 月 21 日,FDA 针对非布司他发出药物安全信息的黑框警告,提醒非布司他增加痛风患者心血管死亡风险,该提示是基于一项大规模临床研究,这引起了业内热议和患者的恐慌。

莫慌! 先听我们来分析分析!

(1) 高尿酸血症本身也会增加心血管疾病死亡率和全因死亡率。尿酸是我们体内嘌呤代谢的产物,尿酸水平升高可通过激活肾素血管紧张素醛固酮系统、血小板衍化生长因子,导致平滑肌细胞增殖、压力性利钠机制受损及肾间质血管结构改变等,引起血压升高。并且,高血压和高尿酸血症存在的协同作用,可以大幅度增加患者动脉粥样硬化的风险。有效地降尿酸可抑制尿酸对血管内皮细胞的损伤,降低心血管不良事件发生的风险。因此,对大部分痛风和高尿酸血症患者来说,非布司他可以显著控制血尿酸水平,降低心血管不良事件的发生。

(2) "非布司他增加心脏相关死亡和全因死亡的风险"这一说法,来自一个"CARES"的研究,研究人员发现与别嘌醇相比,服用非布司他的心血管死亡率、心源性猝死发生率、全因死亡率升高。但是随后的研究对美国、中国台湾地区的大型医保数据库进行了分析，发现在心血管疾病相关死亡风险上，非布司他与别嘌醇并没有明显区别。并且，在 2020 年公布的一个"FAST"的研究显示，与别嘌醇相比，并未发现非布司他导致心血管相关死亡风险增加。

综上所述，目前非布司他对心血管安全性的总体利弊并不明确，但相对于别嘌醇，非布司他皮疹的发生概率低，并且在肾功能不全患者中具有优势，它依然是降尿酸治疗的首选药物之一。临床医生在决定使用非布司他前，会对患者进行充分的评估，对合并心血管疾病或其他危险因素的患者，会谨慎选择使用；您在服用非布司他之前，请与医生充分沟通，明确服用药物的必要性，并谨记服用后需密切随访！

44. 什么是 HLA - B*5801 基因

王　茜　张　炯　宣丹旦

很多痛风患者也许听说过，服用降尿酸药物之前，要测 HLA - B*5801 基因，但是却不明白，怎么吃个药还要测基因，这个基因到底是个什么呢？那就让我们来揭开它的面纱。

别嘌醇价格低廉、效果明显，因此被广泛使用。但是，别嘌醇也有它的缺点，约 2% 的患者可出现过敏，其中少部分会出现严重的过敏反应，叫作"重症药疹"，少数严重者或者治疗不及时会有生命危险。而且，研究发现，服用别嘌醇出现皮肤过敏或者重型药疹的患者和携带了 HLA - B*5801 基因有关。该基因阳性的患者服用别嘌醇发生过敏反应的概率较高。国内外多项研究进行了类似的病例对照研究，得到了相似的结果。而且，研究又逐渐发现，亚洲人群 $HLA-B^*5801$ 基因阳性概率远远高于欧美人群。

最新的指南也明确提出，$HLA-B^*5801$ 基因阳性是别嘌醇发生不良反应的危险因素。$HLA-B^*5801$ 基因可作为别嘌醇严重不良反应的预测指标，尤其适合亚洲人。目前临床上已推广应用 $HLA-B^*5801$ 基因检测，来预测是否会发生严重过敏反应。$HLA-B^*5801$ 基因检测阳性患者不建议使用别嘌醇，但 $HLA-B^*5801$ 基因阴性并不表示一定不会发生过敏反应，用药期间仍需注意是否会有瘙痒、皮疹等。

相信您也明白这项检查的重要作用了，在选择别嘌醇降尿酸之前，最好先检测 $HLA-B^*5801$ 基因哦。

45. 苯溴马隆是什么药

王　茜　杨　雪　宣丹旦

痛风患者在经过生活方式干预和非药物治疗后尿酸水平仍不能降至正常水平，或已出现相关并发症，则需要进行规范的降尿酸药物治疗。促尿酸排泄的药物以苯溴马隆为代表，那么如何正确使用苯溴马隆呢？

苯溴马隆的作用机制是通过抑制肾脏对尿酸的重吸收，促进尿酸排泄而发挥降低血尿酸水平的作用。苯溴马隆进入人体后，在肝脏中分解成羟基苯溴马隆，后者绝大部分随着胆汁和粪便排出体外，仅 6% 经过肾脏排泄，所以轻中度肾功能不全的患者使用苯溴马隆是比较安全的。

指南推荐成人起始剂量为 25～50 毫克/天，2～4 周后根据血尿酸水平调整剂量,如尿酸未达标,可递增剂量,最大剂量不超过100毫克/天,建议早餐后服用。肾功能不全的患者需要由医生根据病情选择用量。服药期间,建议患者定期监测肝、肾功能。另外需要注意的是,由于苯溴马隆的药物机制是促进尿酸排泄,有增加肾脏尿酸结晶、结石形成的风险,有严重肾功能不全或尿酸性肾结石病史的患者应慎重选择。而对于无用药禁忌的患者,可酌情选择碱化尿液,使尿液酸碱度(pH值)维持在6.2~6.9之间,定期复查泌尿系统超声以监测药物相关不良反应。对于心肾功能正常的患者,可养成多饮水的习惯,维持每日尿量在2 000毫升以上,有利于帮助尿酸从肾脏排泄;但如果存在不适合多饮水的疾病,还是得听从医生的建议进行调整哦!

苯溴马隆在国内临床应用已有很长时间,其安全性好、性价比高已得到印证。但是,该药也有少数不良反应,较为常见的包括胃肠道反应,表现为胃部不适、恶心、胃内饱胀感、呕吐等;此外易过敏的患者可能会出现过敏现象,多表现为荨麻疹,偶可出现局部皮肤湿疹、头痛的症状。

即便有药物说明书傍身,如何安全用药还是有些小诀窍的,按照医生的嘱咐定期复查可以更好地保障用药的安全性,在服药期间出现不适与医生及时充分的沟通才是终极法宝哦!

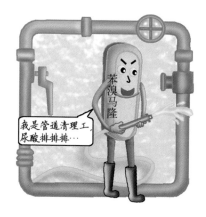

46. 痛风常用的抗炎药物有哪些

王　茜　梁敏锐　宣丹旦

当痛风急性发作时，需要尽快接受抗炎治疗。但是，痛风是一种免疫性炎症，与感染没有关系，抗炎治疗时不需要使用抗生素，推荐药物包括：秋水仙碱、非甾体抗炎药（NSAIDs）、糖皮质激素。建议您在专科医生的指导下选择适合您的药物，并在家中常备，痛风发作第一时间接受抗炎治疗，不仅止痛，还可以缩短病程，减少炎症对关节的损伤。

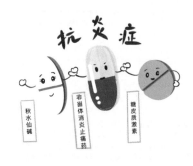

1 秋水仙碱

我们在选择秋水仙碱时一定要牢记：不可以按照说明书的大剂量方案使用！而是应选择小剂量秋水仙碱方案，具体方法详见下一问。如果您目前正在使用环孢素 A、克拉霉素、维拉帕米、酮康唑等药物，请避免使用秋水仙碱。秋水仙碱不良反应会随着用量增加而增加，常见的不良反应有恶心、呕吐、腹泻、腹痛等胃肠道反应，症状出现时应立即停药，少数患者可出现肝、肾功能异常，白细胞减少等。因此，有肝、肾功能异常，血液系统疾病或者其他基础疾病的患者需要咨询医生。

② 非甾体抗炎药（NSAIDs）

NSAIDs 是一大类药物，不仅仅具有止痛效果，也可以快速抗炎，帮助痛风缓解。市面上常见的此类药物包括依托考昔、双氯芬酸钠、美洛昔康、洛索洛芬、艾瑞昔布、塞来昔布等。若没有用药禁忌证，在痛风急性发作期应该尽早使用足剂量的NSAIDs，也可根据药物说明书剂量使用。请注意：现在或既往有活动性消化道溃疡或出血的患者禁用 NSAIDs。有严重高血压，严重心血管疾病，如心肌梗死、心功能不全等，以及有中重度肾功能不全的患者也不建议使用。

③ 糖皮质激素

糖皮质激素就是大家常常听说的"激素"，很多患者一听激素就望而生畏，其实我们无须恐惧。首先，激素治疗痛风的疗效与秋水仙碱、NSAIDs 没有差异；其次，对于肝、肾功能不全或者不明确的情况下，激素的安全性反而更好，而短期、少量使用激素，对大多数患者来说并无明显的不良反应。使用方法：泼尼松（强的松）或者甲泼尼龙，每天 2 次，每次 2～4 片（具体剂量最好与医生沟通后确定），一般用药 2～5 天、好转后即可逐渐减量并停药，总疗程不超过 7～10 天。但是使用激素时应注意预防和治疗高血压、糖尿病，预防水钠潴留、感染、消化道不良反应等。

如果您已经足量正确使用过上述药物，但症状仍无法缓解，或者存在上述药物的使用禁忌时，还可考虑使用白细胞介素-1（interleukin-1，IL-1）拮抗剂，这是一类可以特异性阻断炎症因子 IL-1 的生物制剂，包括阿那白滞素、利纳西普、卡那单抗等。

痛风科普100问

47. 痛风王牌药物秋水仙碱，您用对了吗

曹灵 杨雪 郑舒聪

秋水仙碱是急性痛风治疗的"王牌"药，可以起到立竿见影的止痛、控制痛风症状的作用。但使用不当，也会出现多种不良反应，是一个让人又爱又恨的药物，爱之经典，恨之所"泻"。那么，患者们如何用好经典良药呢？

秋水仙碱是一种生物碱，最初从百合科植物秋水仙中提取出来，也称秋水仙素，具有很好的抗炎作用。千年以前就有用其种子和球茎萃取物治疗痛风的记录，因其效果好而为广大痛风患者所熟知。但是既往的用法可以说是简单粗暴，按照说明书吃完后，关节是不痛了，反而被它引起的"上吐下泻"给"放倒"了，可谓是被说明书耽搁的好药！因此，秋水仙碱一定不能按照说明书治疗痛风！

下面让我们来告诉您为什么。

秋水仙碱的不良反应与剂量大小有明显相关性，最常见的是胃肠道症状，如腹痛、腹泻、呕吐及食欲不振等，发生率可达 80%，也是秋水仙碱常见的早期不良反应，严重者可造成脱水及电解质紊乱等表现，长期服用者甚至可出现严重的出血性胃肠炎或吸收不良综合征。除此以外，秋水仙碱还可能导致肌肉、周围神经病变、骨髓抑制、休克、畸形、脱发、皮疹、发热及肝损害等。

看来这个药物似乎副作用很大，但是需要知道的是，这个说明书已经远远落后于时代了，目前急性痛风服用秋水仙碱的理念已经完全不同了，之所以出现这么多不良反应是由于用药剂量太大了。

是不是就这样放弃这个经典的"痛风神药"了呢？当然不

是!"老药新用"照样"焕发新春,惠及大众"!妙招止痛且记记牢:

(1)痛风发作12小时内尽早使用,超过36小时后疗效显著降低,所以早用早好!

(2)开始先吃1.0毫克,1小时后追加0.5毫克,12小时后按照0.5毫克/次,每天1～3次来吃;"不吐不泻,照样好用"!

(3)肾功能不好,怕痛也要保肾,所以用量要小心!可根据肾功能调节药物用量:肾小球滤过率(eGFR,可通过相关手机应用计算,有些医院化验单上已计算)数值在35～49毫升/分钟时,每日最大剂量0.5毫克;eGFR 10～34毫升/分钟时最大剂量0.5毫克,隔日1次;eGFR<10毫升/分钟或透析患者禁用,具体请咨询医生哦。

(4)另外,我们在启动药物降尿酸治疗最初的3～6个月,为了避免痛风发作常常选择预防用药,如小剂量秋水仙碱推荐每天口服0.5～1毫克;肾功能不全者参照第三点。

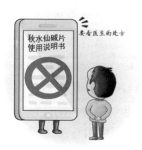

由此可见,老药好好用,照样可以发光发热,尊重它的功效,科学对待它的副作用,让您的医生帮您一起好好来使用它吧!

48. 非甾体抗炎药就是止痛药吗

王　茜　杨　雪　张　炯

非甾体抗炎药(NSAIDs)诞生至今已百岁有余,其祖先阿司匹林于1898年问世,100多年来NSAIDs的家族不断壮大,有了吲哚美辛、萘普生、双氯芬酸、布洛芬、尼美舒利、塞来昔布、依托考昔等优秀成员,在很多疾病,如痛风、骨关节炎、类风湿关节炎、发热和各种疼痛的治疗中大显身手。但也有一些人对 NSAIDs 敬而远之,殊不知 NSAIDs 其实是痛风发作痛不欲生时的灵丹妙药。

　　NSAIDs 是通过抑制前列腺素过氧化物合成酶(COX),减少前列腺素的合成来达到抑制疼痛、炎症的作用,能显著改善关节肿痛的症状,具有较高的安全性。COX 可以分为两种类型,一种叫 COX－1,发挥生理作用,保护胃肠道黏膜,调节肾脏血流等;另一种叫 COX－2,在炎症部位产生,促进前列腺素合成。在急性痛风性关节炎和一些其他炎性关节炎中,细胞因子会通过诱导滑膜细胞和巨噬细胞的 COX－2,增加前列腺素的产生导致局部组织的炎症。因此,针对 COX 的非甾体抗炎药可以帮助痛风急性期的患者控制炎症和疼痛。

　　指南指出,若无禁忌推荐早期足量使用 NSAIDs 制剂,足剂量足疗程的治疗可有效缓解痛风早期;"足"字提醒大家不要因为畏惧副作用而自行减少服药的剂量,或是未缓解时提前停药,造成痛风发作的迁延不愈。

　　NSAIDs 虽因"止痛强"出名,但与吗啡等阿片类镇痛药不

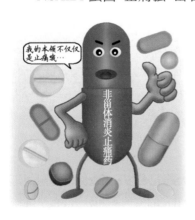

同,除止痛作用外兼具良好的抗炎作用,这里的"炎"并非感染,NSAIDs 不是抗生素,所抵抗的是"非感染性"炎症,因而适合于痛风患者;单纯痛风急性发作完全不需要使用抗生素治疗,大家可要牢记哟! 另外,NSAIDs 是"非甾体"抗炎药,这里的甾体是指俗称的"激素

类药物",因此 NSAIDs 也不是激素!

最后,需要注意,NSAIDs 家族虽然功能强大、不断更新换代,但有时也会引发一些不良反应。这些不良反应主要集中在胃肠道溃疡、出血、心血管疾病风险、肝肾功能损害和骨髓抑制等,因此用药前需要医生的充分评估,安全使用是康复的前提!

49. 痛风发作的时候可以用激素治疗吗

王　茜　杨　雪　张　炯

所谓谈"激素"色变,大家对激素副作用的畏惧之情由来已久,而忽略了它强大的抗炎作用。而对于临床上不适合使用秋水仙碱或 NSAIDs 治疗的患者,临床医生会开具糖皮质激素的处方,它是把双刃剑,那我们如何挥舞好这把利剑呢?

糖皮质激素是人体肾上腺皮质产生的一类甾体类激素,具有调节糖、脂肪和蛋白质合成与代谢的作用。糖皮质激素因其强大的抗炎和免疫抑制作用而成为风湿免疫科的常用药物之一。这里的"炎"并非感染,而是免疫系统异常反应所导致的炎症。

痛风急性发作期一线治疗药物常用的秋水仙碱和 NSAIDs,改善症状起效快,但各有其不良反应。比如,秋水仙碱慎用于同时应用环孢素 A 的患者,以及合并肝、肾功能异常的患者;NSAIDs 避免用于存在活动性消化道溃疡/出血、心肌梗死或心功能不全的患者。尤其对于部分肾功能不全的患者,秋水仙碱或消炎止痛药都不合适的情况下,糖皮质激素就是主要应用的急性期治疗药物了。

糖皮质激素可干预多种炎症介质的生物合成过程,抑制前列腺素合成,发挥快速的抗炎作用。最新的指南指出,对于严重急性痛风发作伴较重的全身症状,以及秋水仙碱、NSAIDs 治疗无效或使用受限和肾功能不全患者,推荐应用糖皮质激素治疗。对不宜口服用药的患者还可考虑静脉使用糖皮质激素治疗。在治疗过程中,要注意预防和治疗高血压、糖尿病、感染等不良反应,避免应用长效制剂。治疗时每天口服剂量按照每千克体重 0.5 毫克泼尼松计算(如体重 60 千克,则每天口服 30 毫克泼尼松),连续用药 5～10 天停药,或者用药 2～5 天后逐渐减量,总疗程 7～10 天;不宜口服时可考虑静脉用药;疗效不佳者,可考虑关节腔内注射短效糖皮质激素,但避免短期内重复注射。但是,这些激素类药物的使用均需要在医生的指导下使用。

关于让大家瑟瑟发抖的激素的副作用,还真是需要“长篇大论”。

(1)容貌协会的朋友注意啦,糖皮质激素长期使用会导致“满月脸”“水牛背”、多毛、皮肤变薄等,但是痛风急性发作短期使用影响一般不大。

(2)内分泌代谢方面,长期使用会导致高血压、高血糖、高血脂、水钠潴留、低钾血症等,即使短期使用,合并上述代谢性疾病的患者们也需要关注血糖、血压等指标。

(3)诱发或加重感染,因广泛而强大的免疫抑制所致,患者们在选择的时候首先需要排除感染。

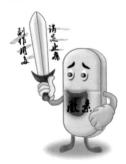

(4)皮肤黏膜:胃肠道黏膜损伤,诱发或加重黏膜溃疡,伤口延迟愈合。

(5)其他:食欲增加、欣快、亢奋、失眠等。

说到这里,是不是觉得更可怕了呢?其实,痛风急性发作的患者多为短时用药,因此相对副作用较小。但是,我们仍然需要提醒您：根据自身情况，在医生的指导下选择，听从医生的嘱咐才是重点哦！

50. 有没有根治痛风的特效药

林　丛　孔　宁

很多痛风患者在手机、新闻、广告甚至路边电线杆上可能都见过"痛风特效药"的宣传，但是痛风真的有特效药么？

答案是否定的。

首先，我们要知道痛风和高尿酸血症是慢性疾病，尿酸持续达标是治疗痛风的关键，这需要我们对高尿酸血症进行持久战。血尿酸持续达标的直接好处是减少痛风急性发作的次数、减少尿酸盐结晶形成、防止关节损害、减少脏器受损，使患者最终远离痛风。因此，对于痛风的治疗来说，控制饮食、改善生活方式，必要时辅以药物治疗才是根本，而不是一味地追求立竿见影的"特效药"。

其次，高尿酸血症的危害不仅在于痛风的急性发作，一些抗炎症药物可以很快止痛，表面上"治愈"，但是真正的病因并未解决，即血尿酸升高。长期高尿酸血症会对肾脏、心血管等全身多脏器造成损伤，还会增加高血压、糖尿病、高脂血症等慢性病的患病风险，因此，即便没有痛风发作，也不能对高尿酸血症置之不理。

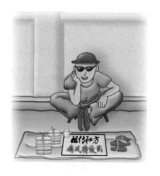

目前没有可以一劳永逸治疗痛风的"特效药"，控制饮食，改善生活方式，规律用药才是治疗痛风的重中之重。

51. 降尿酸的新药有哪些

王 茜 杨 雪 张 炯

相信很多患者都非常关心,现在痛风治疗除了市面上常见的药,还有什么新药吗? 那我们就来讲讲痛风在研的新药有哪些。

体内的尿酸就好比是水池里的水,"水龙头"就是尿酸的来源,"排水口"相当于肾脏。降尿酸药物根据其作用机制可以分为两大类:①调小"水龙头",即减少尿酸来源的药物,如别嘌醇、非布司他;②开大"排水口",即促进尿酸排泄的药物,代表药物有苯溴马隆。

近期陆续有一些作用于"排水口"的新药上市。肾脏中有一种尿酸转运载体,抑制了它的转运活性可减少肾小管对尿酸的再吸收,加速尿酸通过肾脏排泄、降低血尿酸。雷西那德就是这样一种药物,可用于治疗与难治性痛风相关的高尿酸血症,2016年获欧洲药物协会(EMA)批准上市。雷西纳德目前不推荐单用,推荐与作用于"水龙头"的药物(如别嘌醇或非布司他)联合使用;该药应在早餐后服用,保持充足的水分摄入;服用之前需评估肾功能,已有肾功能异常的患者要特别注意。其常见的不良反应包括:头痛,流感样症状,肾功能异常和胃食管反流病等。尚有多个类似的药物进入临床研究。

另一种就是大家比较熟知的尿酸酶了。虽然它不算是新药,但是在中国尚未普遍上市,依然保持着神秘。尿酸酶,也称为尿酸氧化酶,可使尿酸迅速氧化排泄。对痛风、尿路结石及肾功能不全所导致的高尿酸血症有不错的疗效。目前比较成熟的尿酸酶制剂有拉布立酶和聚乙二醇重组尿酸氧化酶,能快速而显著地降低血尿酸水平。但因本品为异源性蛋白制剂（由黑曲霉、黄曲霉等发酵液抽提而得），可引起过敏反应、贫血和可能的心血管风险。需注意的是，与其他传统的降尿酸药物相比，这两种新型药物诱发痛风急性发作的风险可能更高。

在此建议各位患者用药前，请与自己的医生充分沟通用药的必要性、安全性和具体服用方法。当然，目前这些药物在国内尚未上市，但有很多在进行临床试验，未来可期，可密切关注。

087

52. 痛风吃"小苏打"有效吗

叶文静　杨　雪

提起痛风和高尿酸血症的治疗，不得不详细讨论一下"小苏打"。

"小苏打"学名为碳酸氢钠，最早用于缓解胃酸过多引起的胃痛、胃灼热感（烧心）、反酸等不适，所以很多患者刚认识这个药时，都以为医生错开成了护胃药！其实，它还有个作用就是调节血液 pH，达到碱化尿液，辅助尿酸排泄的目的。目前这一作用也被广大患者熟悉，不少患者发现血尿酸高了，就开始服用小苏打，这是不是必要呢？

理论上说，碱化尿液治疗有利于增加尿液中尿酸盐的溶解度，减少肾脏尿酸盐结晶和结石的产生，从而减少对肾脏的损害。碱化尿液相关的药物和饮料（如苏打水）在之前多年也被频繁使用，尤其是合并使用了促尿酸排泄的药物（如苯溴马隆）的时候。我们用尿液 pH 值来衡量尿液碱化程度，当 pH 值为 5.0 时，每升尿液只能溶解 80～120 毫克尿酸；而 pH 值为 6.0 时，约溶解 220 毫克尿酸；pH 值为 6.2～6.8 时，其溶解度进一步升高。这样一来,尿液中尿酸溶解度增加,更容易随尿液排出体外,从而减少尿酸结石发生的风险。但 pH 值超过 7.0 时则容易发生钙盐结石,因此,高尿酸血症和痛风患者服用碳酸氢钠时,需避免过度碱化,最好使尿 pH 值维持在 6.2~6.9。

但是,碳酸氢钠也可能引起一些不良反应。比如中和胃酸时所产生的二氧化碳可能会引起嗳气、继发性胃酸分泌增加、胃痛、胃胀等胃肠道反应。因含钠较多,心功能不全、肾功能不全和高血压患者可因钠负荷过重而加重病情。另外,过度碱化也可能出现碱中毒、肌肉无力和痉挛等症状。2020 年发布的新版美国风湿病学会(ACR)痛风管理指南指出,目前因缺乏临床实践提供碱化尿液治疗对患者有益的确切证据,故暂不支持碱化尿液治疗。您看到此处是不是有些头晕了?医学总是不断发展和更新的,所以不要惊慌。

基于目前已有的临床经验,我们想告诉您:不是每一个高尿酸血症和痛风患者都需要碱化尿液,如长期尿 pH 值<5,并且存在尿酸性肾结石或者长期服用苯溴马隆等促尿酸排泄药物时,可考虑采取碱化尿液治疗,碳酸氢钠(小苏打)是可选择药物之一。因此,在服用碱化尿液的药物之前,先咨询您的医生吧!

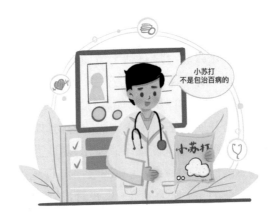

53. 痛风能吃枸橼酸盐制剂吗

王　茜　宣丹旦

　　枸橼酸盐制剂是治疗泌尿系统结石的常用药物，有部分痛风患者拿到枸橼酸盐制剂后，非常疑惑：我没有肾结石，为什么要吃这个药？本文就给大家讲一讲枸橼酸盐制剂在痛风治疗中的作用。

089

　　前面在"痛风吃小苏打有效吗？"一文中我们已经详细讨论了碱化尿液在痛风中的作用，以及如何碱化尿液。这里，我们要告诉您的是，除了碳酸氢钠，枸橼酸盐制剂也是非常重要的碱化尿液药物。枸橼酸盐制剂可以通过三羧酸循环，增加泌尿系统碳酸氢根离子水平，升高尿 pH 值，增加尿酸在尿液中的溶解度，有助于尿酸经肾脏排出；枸橼酸盐还是尿中最强的结石形成抑制物，可以抑制结石的聚集、溶解尿酸结石并防止新结石的形成。另外，枸橼酸盐还可以与钙离子发生螯合作用，帮助钙的排泄，减少钙盐结石的形成。

　　枸橼酸盐制剂是指一大类枸橼酸盐药物，包括枸橼酸钾、枸橼酸氢钾钠和枸橼酸钠。一般使用方法如下：枸橼酸钾或枸橼酸钾缓释片，剂量为 1.08～2.16 克/次，3 次/天；枸橼酸氢钾钠，剂量为 2.5～3 克，3 次/天；枸橼酸钠，剂量为 1～3 克/次，4 次/天。对于没有肾结石的痛风患者，服用枸橼酸盐制剂期间须监测尿 pH 值以调整剂量，维持尿 pH 值维持在 6.2～6.9。但对于有肾结石的患者，其使用方法和剂量需根据结石的性质、部位、大小等多种情况与泌尿科医生商讨而定。

　　当然，枸橼酸盐制剂也有其可能的不良反应。少数患者可出现轻度胃肠道不适的副作用，对于急性肾损伤或慢性肾衰竭、严重酸碱平衡失调及肝功能不全患者，禁用枸橼酸盐制剂。高钾血症的患者应避免过多钾盐摄入，可选择使用枸橼酸钠。因此，您应在专科医生指导下选择该药物，并注意随访。

54. 痛风急性发作期，可以服用降尿酸药吗

叶文静　郑舒聪

痛风急性发作时，相信很多患者的反应都是：痛风发了都是由于尿酸高了，那我吃降尿酸药物，把尿酸降下去，痛风不就不发了吗？

其实不然，痛风性关节炎是一种炎症反应，单纯的降尿酸治疗是不能迅速缓解疼痛的。痛风急性发作缓解后再考虑开始药物降尿酸治疗，在充分抗炎治疗下，也可以立即启动降尿酸治疗；已接受降尿酸药物治疗者急性期无需停药。

通俗来说，如果平时并没有吃降尿酸药的痛风患者，建议等痛风急性发作期过去，疼痛缓解了再开始吃降尿酸药，急性期时先不吃；但是，有些患者随访不方便，为了在合理条件下减少就诊次数，并且如果您正在接受充分的抗炎药物治疗，医生评估后也可以在急性期启动降尿酸药物治疗。另外，如果患者血尿酸非常高，可能会发生急性肾损伤，必要时也可以尽快启动降尿酸治疗。

对于平时一直规律降尿酸药物治疗的痛风患者，痛风发作时也不要随意停降尿酸药。降尿酸药的加减可能会引起血尿酸水平的剧烈波动，从而诱发或加重关节炎，这也是为什么降尿酸药物治疗的痛风患者在用药早期要给予预防痛风急性发作药物

的原因。

因此,痛风急性期,到底能不能吃降尿酸药,怎么吃,还是要去医院就诊咨询专科医生哦!

55. 痛风药那么多,我怎么选择

陈芳芳　于一云

门诊经常遇见痛风患者发出疑问:痛风要吃一辈子药啊? 我还这么年轻就要吃一辈子药了? 而且痛风药那么多,我怎么选择? 相信很多痛风患者都在纠结这些问题,通过前面篇章的介绍您对痛风治疗的药物已经有所了解了,那么我们一起来看看,那么多痛风药物,到底如何选择呢?

实际上目前痛风治疗的药物主要分为 3 类:急性痛风发作时消炎止痛的药物、长期降尿酸的药物和预防痛风急性发作的药物。

❶ 急性痛风关节炎发作期消炎止痛的药物

(1) 非甾体抗炎药(NSAIDs):这类药是痛风患者常讲的"止痛药",包括双氯芬酸钠、美洛昔康、洛索洛芬钠、塞来昔布、依托考昔等,若无禁忌证推荐早期足量使用 NSAIDs,可有效缓解急性痛风关节炎症状,但是现在或以前有活动性消化性溃疡/出血的患者需禁用,合并心肌梗死、心功能不全者、肾功能不全的痛风患者慎用。一般来讲关节疼痛缓解后即可停用,NSAIDs不需要长期服用。

(2) 秋水仙碱:推荐在痛风发作 12 小时内尽早使用;超过 36 小时后疗效显著降低。起始负荷剂量为口服 1.0 毫克,1 小时后追加 0.5 毫克,12 小时后按照 0.5 毫克,每天 1～3 次。若痛风患者关节疼痛缓解后可以停用秋水仙碱,不适合长期使用。

(3) 糖皮质激素:全身给药时,每日口服剂量按照每千克体重 0.5 毫克泼尼松计算,连续用药 5～10 天停药,或者用药 2～5 天后逐渐减量,总疗程 7～10 天。这类药物也是不需要长期服用的。

❷ 长期降尿酸的药物

目前降尿酸药物最主要分为以下两类。

(1) 抑制尿酸生成药物,包括别嘌醇和非布司他。

(2) 促进尿酸排泄药物,包括苯溴马隆、丙磺舒,有泌尿系统尿酸结石则应慎用。

痛风患者需要长期服用降尿酸治疗药物,目标为血尿酸＜360 微摩尔/升;若痛风患者已出现痛风石、慢性痛风性关节炎或痛风性关节炎频繁发作,降尿酸治疗目标为血尿酸＜300 微摩尔/升。痛风患者需要长期服用降尿酸药物使血尿酸达到上述标准,并选择合适的剂量长期维持,但是需要注意随访,若出现严重不良反应则需要酌情停药。

❸ 预防痛风急性发作的药物

在降尿酸治疗的初期,为了避免痛风反复发作,目前指南建议使用预防痛风发作药物,疗程 3～6 个月,并根据痛风性关节炎发作情况酌情调整。可选择的药物如下。

(1) 秋水仙碱:降尿酸治疗初期预防性使用小剂量秋水仙碱每天 0.5～1.0 毫克,可减少降尿酸过程中的痛风急性发作。

(2) NSAIDs:预防性用药秋水仙碱无效时可采用 NSAIDs,

使用时需关注胃肠道、心血管、肾损伤等不良反应。对于伴有冠心病等慢性心血管疾病或慢性肾脏病的痛风患者,应权衡利弊,慎重选用 NSAIDs。

（3）糖皮质激素:秋水仙碱和 NSAIDs 疗效不佳或存在使用禁忌时改用小剂量泼尼松（每天≤10 毫克）,同时注意监测和预防骨质疏松等不良反应。

亲爱的痛风患者们,您现在清楚了吗？不同的痛风药物有不同的使用目的,因此服用的疗程也不一致,在不清楚哪种药物适合自己时,不妨去医院咨询医生;而在药物治疗效果不佳时,不妨也去医院门诊就诊。

56. 痛风不同时期治疗药物有何不同

叶文静 于一云

门诊有时遇见痛风患者说:"我前天痛风发作了,隔壁邻居刚好也是痛风患者,他借给我一粒药,结果我吃了以后关节更痛了!""听邻居说某某医院开的这个痛风药物有奇效,我也去买来吃,结果越吃越痛,一点效果也没有!"您是不是也有类似的经历,同样是治疗痛风的药物,为什么别人吃了效果很好而自己却越吃越痛？

其实,痛风的治疗需要分阶段用药,各阶段用药都有其讲究的。

痛风的病程可分为 4 期:无症状高尿酸血症期,痛风性关节炎急性发作期,痛风性关节炎发作间歇期,慢性痛风性关节炎期。每个阶段治疗的重点不同。对于急性发作的痛风患者需要迅速控制关节疼痛,这时候推荐使用秋水仙碱或 NSAIDs 治疗,当上述药物有禁忌或效果不佳时也可以考虑使用糖皮质激素治疗。发作间歇期或慢性痛风性关节炎期的患者,则需要长期接受降尿酸治疗,降尿酸药物不具备止痛作用,在急性期加用降尿酸药物反而使尿酸水平波动过大而加重关节肿痛。

痛风治疗的总体原则是个体化、分层、达标、长程管理,逐步调整剂量,避免短期内血尿酸水平波动过大诱发痛风急性发作。痛风患者需要对治疗痛风的药物有一定的了解,有些药物适合在急性期使用,有些药物适合在间歇期使用,根据痛风的不同阶段选择合适的药物。

因此,痛风的治疗是分阶段的,不同阶段使用的药物并不一样。再次提醒广大高尿酸血症和痛风患者,看病治疗需要个体化,不要盲目用药哦!

57. 痛风药会伤肝吗

林　丛　梁敏锐

咱们老百姓对"是药三分毒"的说法深信不疑,很多患者对药物的了解来自于周围亲友的口耳相传,或者网络上的"养生贴",或者药品说明书中长长的列表,更有甚者因为"是药三分毒"而成为了"扛病族",因此失去了治病的最佳时机。"是药三分毒"并非毫无道理,但是我们需要辩证地看待药物的治疗作用和不良反应,药物对人体生理功能的调节,如果超出了必要的限度,就会对人体造成额外的伤害,这就是药物的毒性。而药品说明书写得越详细,说明对这个药物研究得越细致越成熟。

事实上,由于很多药物都是通过肝脏代谢,肝功能异常是常见不良反应,但是在医生的指导下规范使用,定期监测肝功能,

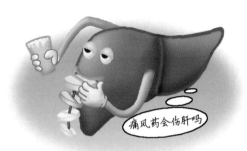

发现问题及时纠正,多数都很安全。目前人们对痛风治疗相关药物的认识相对全面,但不恰当使用仍存在一定的肝功能异常风险,下面几点措施可以帮助我们提前预防药物性肝功能异常的出现。

（1）秋水仙碱是控制痛风性关节炎急性发作的一线药物之一,如果大剂量服用,可导致腹泻,此时还可能出现严重肝功能损伤、骨髓抑制等其他毒副作用,这种方法已经被摒弃。目前推荐小剂量秋水仙碱治疗方案有同样的抗炎作用,建议在医生指导下使用,如果有肝功能异常或者肝脏基础疾患的患者需尽量避免使用。

（2）NSAIDs 是一大类药物,不仅仅具有止痛效果,也可以快速抗炎。但是使用这类药物时也需要警惕肝功能异常,有脂肪肝、肝酶升高等慢性肝病的患者需谨慎使用。

（3）降尿酸药物如别嘌醇、非布司他、苯溴马隆等,均有可能引起肝功能异常,发生率约 1%～2%,通常为暂时的轻度异常,停药后可恢复正常。为了避免严重不可逆的肝功能损伤出现,我们建议患者在使用降尿酸药物前检查肝功能,在医生的指导下科学用药,并按照要求监测肝功能,发现异常时及时就诊。

（4）另外，服用中药的患者需要注意，并不是所有的中药都没有毒副作用，尤其是民间偏方，可能会导致严重的肝功能损伤。建议患者找专业的中医院或者中医医生就诊，同样需要随访，定期检测肝功能。

58. 痛风药会伤肾吗

林　丛　于一云

门诊经常碰见痛风患者讲："医生让长期吃降尿酸药物，但是治疗痛风的药物伤肾，不能常吃！""是药三分毒，许多药物会对肾功能带来影响，长期吃药会把肾吃坏了？"

那么治疗痛风的降尿酸药物伤肾吗？

首先，高尿酸血症长期不规范治疗，会对肾脏造成不可逆的损害，导致肾功能不全、肾结石等发生，最终可能导致尿毒症。

目前我们国内常见的降尿酸药物有别嘌醇、苯溴马隆、非布司他这 3 种。

（1）别嘌醇是一种抑制尿酸合成的药物，它在肝脏代谢为具有活性的氧嘌呤醇，经由肾脏排出体外。研究表明，别嘌醇产生肾功能损害的概率为 1.2%，是极低概率事件。因此，在医生的指导下用药，并定期检测肾功能，基本无需担心其对肾脏的影响。但在中度肾功能不全时，需要调整剂量，重度肾功能不全时谨慎使用，以防药物长期留在身体内带来肾脏或其他损伤。

（2）苯溴马隆经肝脏代谢后，主要通过胆汁和粪便排出，仅少部分经由肾脏排泄。苯溴马隆降尿酸的原理为促进尿酸经由肾脏排出，一定程度上会增加肾脏的负担，轻中度肾功能不全的患者几乎没有使用禁忌，重度肾功能不全的患者不建议使用。

尿酸经肾脏排泄增加,使得尿酸性肾结石形成的概率升高。因此,患有肾结石是服用苯溴马隆的禁忌证。服用苯溴马隆的患者要随访观察肝、肾功能指标的变化,建议每年复查肾脏 B 超。

(3)非布司他经肝脏代谢,代谢物由粪便和尿液排出体外。非布司他吸收好,降尿酸效果稳定,安全性较高,在肾功能不全的患者中使用相对安全,但也需要在医生的指导下酌情使用。

除了降尿酸药物,患者们常吃的还有急性期治疗药物:秋水仙碱、NSAIDs、糖皮质激素。

(1)秋水仙碱经肝脏代谢后经肾脏及肠道排出。秋水仙碱可能引起血尿、少尿、肾功能异常等,与剂量相关,小剂量相对安全。建议服用秋水仙碱前检查肾功能,随后也要定期检测肾功能指标。轻中度肾功能不全的患者需酌情减量,严重肾功能不全者禁用秋水仙碱。

(2)NSAIDs 如双氯芬酸钠、依托考昔、美洛昔康、塞来昔布等,主要经肝脏代谢,从肾脏及肠道排出。长期应用 NSAIDs 类药物有增加急性肾损伤、慢性肾功能不全、间质性肾炎等肾脏不良事件概率的可能性。严重慢性肾功能不全是 NSAIDs 类药物使用的禁忌证。

(3)糖皮质激素与 NSAIDs 类药物相比,对肾功能不全的患者有更好的安全性,但也需要关注它的其他不良反应。

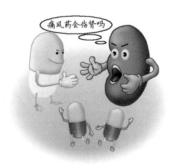

因此,痛风患者在服用任何药物时,都要注意随访观察用药后肾功能的变化,以免出现药物副作用带来的肾脏损伤。

59. 肾脏不好的痛风患者如何选择降尿酸药物

林　丛　于一云

多数痛风患者需要长期服用降尿酸药物,而大部分药物要经肝脏或肾脏代谢,长期使用可能对肝脏或肾脏造成一定的负担,另外,痛风患者容易合并肾功能不全,那么肾功能不全的痛风患者应该如何选择降尿酸药物? 降尿酸的药物是否会对肝、肾功能产生影响呢?

目前国内常见的降尿酸药物有别嘌醇、苯溴马隆、非布司他。

(1) 别嘌醇:合并肾功能不全的患者需要酌情减量使用,eGFR 在 15～59 毫升/分钟的患者推荐剂量为每天 50～100 毫克;eGFR<15 毫升/分钟的患者需禁用。因此,服用别嘌醇的痛风患者一定要在专业医生的指导下用药并定期监测肝、肾功能。

(2) 苯溴马隆:可用于轻中度肾功能异常或肾移植的患者,eGFR 20～60 毫升/分钟的患者推荐每天最高剂量 50 毫克;eGFR<20 毫升/分钟或肾结石的患者需禁用。服用时需要根据情况,必要时碱化尿液,将尿液 pH 值调整至 6.2～6.9。服用苯溴马隆的痛风患者要随访观察肝、肾功能的变化,建议每年复查肾脏 B 超。

(3) 非布司他:在肾功能不全和肾移植患者中具有较高的安全性,轻中度肾功能不全(eGFR 30～89 毫升/分钟)的痛风患者无需调整剂量,重度肾功能不全(eGFR<30 毫升/分钟)的痛风患者需谨慎使用。

综上所述,降尿酸药物大多经由肝脏和肾脏代谢,会给肝、肾功能造成负担,但专科医生会根据痛风患者的肝、肾功能情况调整降尿酸药物的剂量，一般情况下不会引起肝、肾功能的严重损害。若不进行降尿酸治疗，高尿酸血症则可能对肾脏功能和心血管功能产生较大影响。综合判断，痛风患者进行降尿酸治疗的获益大于其风险。尽管如此，服用降尿酸药物仍然需要定期复查肝、肾功能，以期最大限度减轻药物副作用对人体造成的损伤。

60. "三高"患者合并痛风如何选择药物

曹　灵　吕　玲

高尿酸血症和痛风的患者常合并其他代谢相关性疾病，如高血压、高血糖、高血脂等。在选择痛风药物的时候，首先需要充分评估全身情况，如果痛风患者同时合并"三高"，药物怎么选择呢？

❶ 痛风合并高血压

（1）注意避免使用利尿剂尤其是噻嗪类利尿剂，但是请咨询心血管科医生，如果出现心功能不全必需使用利尿剂，则以保护心脏功能为主酌情使用，并根据血尿酸情况调整降尿酸药物。

（2）条件允许下推荐选择降压药物氯沙坦，研究发现氯沙坦具有轻度的促尿酸排泄作用，并可通过降低血尿酸水平使心血管事件减少 13%～29%。氨氯地平是具有促尿酸排泄作用的二氢吡啶类钙离子拮抗剂，推荐用于合并缺血性卒中（即脑梗死）的高血压患者。但是需要根据患者血压情况，与心血管科医生共同决策。

（3）部分高尿酸血症和痛风患者长期服用碳酸氢钠（小苏打），需要说明的是，碳酸氢钠以碱化尿液为主，并没有明确的降尿酸作用，仅在有肾结石或者明确需要碱化尿液治疗的患者中使用。服用碳酸氢钠时，需要注意监测血压，防治药物导致的水钠潴留和血压升高。

（4）少部分痛风患者合并肾功能不全，在痛风急性发作期，一些药物的使用受到限制，医生会给予糖皮质激素抗炎治疗。这种情况下，如果患者合并高血压，需要注意监测血压，如果血压波动明显可以在医生指导下临时调整降压药物。别嘌醇、非布司他、苯溴马隆3种一线降尿酸药物在合并高血压的痛风患者中没有高下之分。

因此，各位合并高血压的痛风患者需要根据自身血压情况、痛风及高尿酸血症情况以及其他全身情况综合分析，与医生共同商讨制订降尿酸、降血压的药物治疗方案。

2 痛风合并高血脂

血脂紊乱是高尿酸血症和痛风常见的合并症，研究发现高甘油三酯血症是发生高尿酸血症的独立预测因素，在选择痛风药物的时候需要先充分评估全身情况，如果痛风患者有高脂血症病史，我们该如何选择降脂药物呢？

研究显示，降血脂药物阿托伐他汀和非诺贝特具有轻度的促尿酸排泄的作用。对于高胆固醇血症或动脉粥样硬化合并高尿酸血症的患者，优先考虑使用阿托伐他汀；对于高甘油三酯血症合并高尿酸血症的患者，优先考虑使用非诺贝特。

但是，痛风和高尿酸血症患者切记，优先选择这两种药物是因为阿托伐他汀和非诺贝特具有促尿酸排泄的作用，但二者并不是一线降尿酸药物。患者不可因为这两种药物具有促尿酸排泄的作用而自行购买服用,一定要在医生的指导下根据自己的血脂水平、痛风和高尿酸血症病情,以及全身情况酌情制订药物方案。

③ 痛风合并高血糖

血糖异常增高也是高尿酸血症和痛风患者常见的合并症状,国内外大量研究均提示血尿酸升高不仅会增加 2 型糖尿病的患病风险,还是糖尿病肾病等并发症发生和恶化的重要预测因子。

101

如果痛风和高尿酸血症患者同时合并糖尿病,需要注意哪些方面呢?

(1)高尿酸血症和糖尿病相互促进,患者不仅需要控制血尿酸,同时也要控制血糖水平。

(2)目前使用的降糖药物不会对血尿酸水平产生不良影响,有些降糖药有利于尿酸水平的下降,如磺脲类药物(如格列美脲)可轻度促进尿酸排泄,噻唑烷二酮类(如罗格列酮)可能通过减轻胰岛素抵抗而降低血尿酸水平。二甲双胍可以降低体重,改善胰岛素抵抗,推测其可能降低血尿酸水平。

(3)目前针对糖尿病还有一类药物相信很多患者听说过,达格列净、卡格列净、恩格列净等钠-葡萄糖协同转运蛋白 2(SGLT - 2)抑制剂能轻微降低血尿酸水平。

(4)在痛风急性发作期,一些药物的使用受到限制,医生会给予糖皮质激素抗炎治疗。这种情况下,如果患者合并糖尿病,需要注意监测血糖,若血糖波动明显可以在医生指导下临时调整药物。

但是,痛风合并糖尿病的患者切记,糖尿病和痛风/高尿酸血症均是慢性疾病,需要长期使用药物控制血糖、血尿酸水平,因此,患者需要在内分泌科和风湿科专科医生指导下根据全身情况选择药物方案,并定期随访以调整方案。

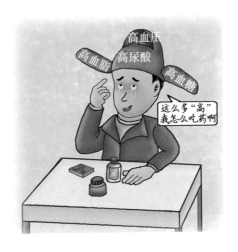

61. 痛风可以中医治疗吗

刘寄语　薛　愉

　　一些痛风患者知道痛风需要长期治疗后,总是担心西药对身体的副作用,想要寻求中医治疗。那么如何科学地使用中医学方法治疗痛风呢?
　　中医治疗痛风的历史悠久,痛风的中医疗法包括中药内服、中药外用(外敷、熏洗等)、针灸、耳穴等治疗方法。从传统医学辨证角度看,血尿酸升高主要是因为多食肥甘,湿热下注,若进一步流注于关节则发痛风,故以湿热内蕴为本,伤于内却无外感侵袭。这句话的主要意思是:血尿酸增高主要是由饮食不当造成内在紊乱,进而侵袭关节所致,并非外在病原侵袭。然而,随

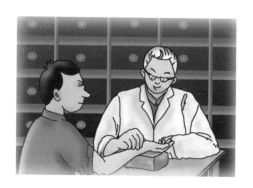

着疾病发展,在痛风的不同阶段,由于个体差异,证候会发生变化,治疗需结合证候。因此,中医药治疗本病强调养治并举、病证结合、分期而论的原则——以泄浊化瘀解毒为主线,调益脾肾,正本清源,贯穿始终,再根据痛风不同的证候,进行辨证论治。

根据《中医病证诊断疗效标准》,痛风的证候分为:湿热蕴结型、瘀热阻滞型、痰浊阻滞型、肝肾阴虚型。病情累及关节,突发红肿灼痛者,为痛风性关节炎发作期,核心证候为湿热蕴结证,若肿痛迁延反复、关节畸形,或伴痛风石甚至破溃者,为慢性痛风性关节炎期,常见证候有瘀热阻滞证、痰浊阻滞证和肝肾阴虚证,详见下表。

分型	描　述
湿热蕴结型	下肢小关节突然红肿热痛、触按更痛而拒,触之局部灼热,遇凉则舒。伴有发热口渴,心烦不安,小便溲黄。舌红,苔黄腻,脉滑数。
瘀热阻滞型	关节红肿刺痛,局部肿胀变形,屈伸不利,肌肤颜色紫暗,触按感觉稍硬,患病处周围或有"块瘰"硬结,肌肤干燥,皮色暗黧。舌质紫黯或有瘀斑,苔薄黄,脉细涩或沉弦。

续 表

分型	描 述
痰浊阻滞型	关节肿胀,甚则关节周围漫肿,局部酸麻疼痛,或见"块瘰"硬结不红。伴有目眩,面浮足肿,胸脘痞闷。舌胖质黯,苔白腻,脉缓或弦滑。
肝肾阴虚型	病程较长,反复发作,关节痛如被杖打,局部关节变形,昼轻夜重,肌肤麻木不仁,步履艰难,筋脉拘急,屈伸不利,头晕耳鸣,颧红口干。舌红少苔,脉弦细或细数。

104

治则

平素宜慎口节欲,避免饮酒或过食肥甘厚腻,可长期服用能纠正体质偏颇的食物,如:薏苡仁、玉米须、芡实、山药等,同时通过运动,增强体质、调摄精神,起到防病治病作用。治疗上健脾泄浊化瘀均为基本治法,贯穿治疗始终,常用药物有薏苡仁、土茯苓、菝葜、萆薢、虎杖等。

辨证施治

① 湿热蕴结

治则:清热利湿,消肿止痛。
主方:四妙方。

② 瘀热阻滞型

治则:健脾利湿,益气通络。
主方:丹溪痛风方(上中下通用痛风方)。

③ 痰浊阻滞型

治则：活血化瘀，化痰散结。

主方：丹溪痛风方（上中下通用痛风方）。

④ 肝肾阴虚型

治则：补益肝肾，通络止痛。

主方：四君子汤合金匮肾气丸。

在辨证论治的基础上，选方用药还可参考现代药理学研究成果，对药物进行酌情加减。研究表明，土茯苓、虎杖、菝葜、黄柏、葛根、姜黄能抑制黄嘌呤氧化酶的活性，降低血尿酸水平；萆薢、栀子、车前草等可调控尿酸盐转运蛋白的表达，减少尿酸的重吸收，促进尿酸排泄。

此外，亦可根据疾病分期，辨证施用中药外治法。痛风急性期，当以清热祛湿、消肿止痛为先，局部用药可选用大黄、苍术、黄柏、芒硝、栀子等。痛风慢性期，以化痰祛瘀，蠲痹通络为要，局部用药可选用陈皮、川芎、桃仁、红花等，并佐以肉桂、白芥子等透皮作用较强的药物，使药效直达病所。

现在大家可能对中药治疗痛风稍有了一些了解，但在选择药物治疗时，一定要在医生的指导下安全、合理地用药，不可随意听信民间偏方。

62. 痛风不痛了，我还要去医院吗

王令彪　于一云

在临床上经常遇到这样的患者：痛风急性发作后，吃了几天医生开的药很快关节就不痛了,觉得自己的病已经治好了,就再也不需要吃药了,"我最近痛风没发,才不要去医院呢,怪麻烦的!"

那么痛风患者不痛了,还需要去医院吗?

答案是肯定的,痛风患者一定要定期来门诊随访复查,主要有以下几点原因。

1 控制并监测血尿酸水平

在痛风急性发作期,痛风患者在门诊获得的药物往往仅能让疼痛缓解,而痛风的罪魁祸首是血尿酸升高,如果想减少痛风发作的次数,则需要长期控制好血尿酸的水平。此外,高尿酸血症还可能会导致痛风石形成并沉积于关节、肾脏等软组织,引起关节畸形、肾功能损害等多种并发症,因此,痛风患者的血尿酸水平最好长期控制在 360 微摩尔/升以下,对于出现痛风石、慢性痛风性关节炎,或痛风性关节炎频繁发作的痛风患者,血尿酸建议控制在 300 微摩尔/升以下。因此,规律地服用降尿酸药物,定期到门诊随访,监测尿酸水平十分必要。

2 定期筛查和监测靶器官损害

前面介绍过,除了会导致痛风石形成并沉积于关节引起关节畸形和肾功能损害等并发症,高尿酸血症还是高血压、冠心病、糖尿病等疾病的独立危险因素,因此需要患者定期到门诊随访,定期筛查与监测靶器官损害和相关合并症,以做到早发现、早治疗。此外,由于大部分患者需要长期服用降尿酸药物,定期监测肝、肾功能也显得尤为重要。

亲爱的痛风患者们,基于目前的临床经验,我们想告诉您:即使关节不痛了也一定要定期去门诊进行随访,一方面监测血尿酸水平是否达标,另一方面及时发现是否有肝、肾功损害及其他合并症。

63. 吃了降尿酸药痛风还反复发作,该怎么办

叶文静 孔 宁

很多患者非常疑惑,我明明已经在好好服用降尿酸药物,但痛风还是发了,这是为什么呢? 其实是由于降尿酸过程中,关节腔内尿酸盐晶体不断溶解,诱发因素刺激后会导致痛风的急性发作。在这个时候,应该如何用药呢?

不要停止正在服用的降尿酸药物,停药后血尿酸波动过大,容易导致关节炎症发作加重或迁延不愈。同时,需要治疗急性痛风发作,治疗的具体方案参考本书中痛风急性发作处理相关章节。

那么,急性发作控制后还会不会发作? 我们该怎么办呢?

首先,如果您规律服用降尿酸药物已经超过 3～6 个月,并且血尿酸达标,无反复痛风发作,那么可继续按原来方案服用降尿酸药物。

其次,如果您刚启动降尿酸药物治疗,或者即使规律服用时间较长,但是仍未达标或者近 3 个月有反复痛风发作(≥2 次),那么您需要就医调整降尿酸治疗方案,将血尿酸控制达标,并且需要预防痛风发作治疗,预防方法可以参见本篇章相关文章。

最后,我们想告诉各位患者的是,痛风的药物使用方法有很多的讲究,一定要根据您的个体情况,跟医生协商后制订方案,并且定期随访复查,根据病情的变化,调整治疗方案。

107

64. 痛风患者的血尿酸是不是降得越低越好

朱载华

108

痛风患者在服用降尿酸药物期间,最关注的就是自己的尿酸水平降到什么程度了,并且常有疑惑:我的血尿酸降到多少为好呢?

相信不少患者对"达标治疗"这个字眼并不陌生,我们痛风降尿酸治疗也同样要做到血尿酸达标,这个"标"就是您的血尿酸水平要达到的目标,同时逐渐减少痛风发作,直至不再发作从而达到临床治愈。临床治愈是指通过长期服药维持治疗使得血尿酸水平达标,痛风不再发作,甚至有少数患者最终可以逐步停药,通过生活方式干预也能维持血尿酸水平达标。

那么把尿酸降到多少才算达标呢? 是不是把尿酸控制在正常范围,也就是低于 420 微摩尔/升,就算达标了吗?

当然不是! 对于痛风患者,血尿酸控制在 420 微摩尔/升以下仅仅减慢了疾病的进展而不能逆转病情。由于外周关节的温度比体温要低,尿酸溶解度也随之降低,所以只有当血尿酸＜360 微摩尔/升的时候,关节腔的尿酸才开始溶解并释放入血,继而从肾脏和肠道排出体外。根据目前中国发布的权威指南,如中华医学会风湿病学分会 2016 年《中国痛风诊疗指南》、2017 年《中国高尿酸血症相关疾病诊疗多学科专家共识》,痛风患者需要规范地使用降尿酸药物,将血尿酸降到达标水平,并且维持终身达标。对于一般痛风患者,血尿酸水平达标就是血尿酸降到 360 微摩尔/升以下。对于伴有痛风石、慢性痛风性关节炎或痛风性关节炎频繁发作的患者,建议将血尿酸水平降到 300 微摩尔/升以下,当痛风石完全溶解且关节炎频繁发作症状改善后再将治疗目标调整为 360 微摩尔/升。

　　但是我们需要注意,血尿酸并不是降得越低越好。人体中正常浓度的尿酸有其重要的生理功能,具有抗氧化、抗衰老等作用。据研究报道,血尿酸过低可能增加阿尔茨海默病、帕金森病等神经退行性疾病的风险。因此,我们建议降尿酸治疗时血尿酸不低于 180 微摩尔/升。

109

65. 痛风急性发作应该热敷还是冷敷

毛莉华　孔　宁

　　痛风急性发作应该热敷还是冷敷,相信这个问题一定困扰着广大痛风患者,许多痛风患者在急性发作时疼痛难忍,随手拾起热水袋或冰袋就外敷,殊不知这两种做法都并不正确。痛风不同于平时的跌打损伤,其炎症的根源在于关节处的尿酸盐结晶导致的关节红、肿、热、痛。因此,对于这种自身内部的炎症,我们的处理和平时的跌打伤并不相同。

　　首先,痛风急性发作期间是禁止热敷的。热敷促进局部血管扩张,加重局部充血、水肿,如此处理对疼痛缓解将适得其反。与此相似,在痛风急性发作时涂抹红花油、跌打止痛膏、过度推拿按摩等促进局部血管扩张的举措都有害无益。

　　那么痛风急性发作时候应该冷敷吗? 对于这个问题目前仍有争议,局部冰敷有助于暂时减轻疼痛、减少水肿,并且 2020 年美国风湿病学会痛风管理指南中也推荐冷敷可以作为痛风急性期的辅助治疗方法。但是也有研究认为，温度下降将促进尿酸盐的局部沉积，同时快速收缩局部血管，可能不利于远期治疗。

因此，对于痛风急性发作，我们推荐口服抗炎药物治疗、避免肿痛关节活动，可以短时间局部冷敷辅助治疗。如此一来可快速缓解急性疼痛，为后期的系统性降尿酸治疗提供条件。

66. 痛风发作，可以贴膏药吗

吴菊蕾　郑舒聪

在痛风急性发作期，关节局部炎症明显，有红肿、发烫、疼痛时，在我们传统观念中，很多关节炎贴一贴膏药就能好转了，因此，很多痛风患者很想知道，痛风可以贴膏药吗？

在某些情况下，外敷一些有消炎止痛作用的膏药，比如氟比洛芬巴布膏、洛索洛芬巴布膏，可以作为药物治疗方案的选择之一。

与常规的口服药物相比，外用膏药有利有弊。一方面，外用膏药作用力度相对较小，止痛范围也比较局限，但另一方面痛风往往也是局限在单个关节为多，并且膏药的止痛成分可以透过皮肤直接作用在关节，药物经皮肤吸收入血也比口服药物要少，对整个身体的影响范围较小。但是，膏药属于局部外用药，不经过全身，药物副作用相对也比较小，也是其深受广大患者喜爱的原因。

哪些情况我们可以考虑贴膏药？

（1）当痛风关节炎症较轻，红、肿、痛不是非常明显时，可以先考虑外用止痛膏药。

（2）在一些有合并症的患者，比如罹患肾功能不全，活动性消化性溃疡,或近期有严重的心脑血管事件等,常规口服药物有一定禁忌或风险较高,可以考虑风险稍低些的外用膏药来帮助部分缓解关节炎症。

(3)有一部分患者想尽快消除炎症,也可以同时口服药和外用膏药,"内服外用",当然,这并不是人人都需要这么做,而是根据每个人情况不同,进行个体化方案的治疗。

最后,需要提醒各位患者注意的是:如果皮肤有破损,就不适合贴膏药了;对膏药中某些成分过敏的人也不适合,比如有很多对橡皮膏过敏的患者就不适合贴橡皮膏制剂的膏药。

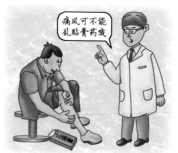

111

67. 高压氧可以治疗痛风吗

杨 雪

要回答这个问题,我们首先要了解高压氧常规用于哪些疾病的治疗。目前来说,高压氧主要用于缺血缺氧性疾病,最常见的是一氧化碳中毒、二氧化碳中毒。还有脑外伤和脑出血的恢复期,高压氧也可以作为一种治疗手段。对于痛风这样一种比较常见的疾病,有没有必要使用高压氧呢?

对于痛风来说,高压氧是可以使用的,但是并不作为一种常规的治疗方案。除了它的常规适应证,对于其他疾病,高压氧有着怎样的机制? 了解了这些,我们就知道为什么在痛风中可以使用高压氧,但并不作为常规治疗选择。

首先,高压氧能够促进细胞的代谢,使尿酸的代谢途径发生改变,从而使体内尿酸生成减少。而且高压氧还能够促进体内尿酸结晶的溶解,因为它能够促进细胞的有氧代谢,抑制细胞的无氧酵解,使体内乳酸生成减少,升高血液 pH 值,从而提高了尿酸的溶解度。除此之外,高压氧还能够增加尿酸的排泄,比如增加肾小球的滤过率和碱化尿液。高压氧还能够促进体内糖皮质激素的分泌,减轻机体的炎症反应。因此,从机制上来说,高压氧是可以作为痛风的一种治疗手段。

　　但是高压氧并不是一次性就能解决问题,且价格昂贵,长期重复的治疗不方便、不经济。大部分痛风患者都能够通过改善生活方式、规范的药物治疗而很好地控制疾病,因此高压氧不作为常用的治疗方案。

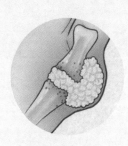

第六篇　痛风/高尿酸血症
——生活方式

68. 得了痛风和高尿酸血症,该怎么吃

曹　灵　万伟国

高尿酸血症患者应在平衡膳食的基础上限制食物总能量的摄入,控制体重指数(BMI)在正常范围内(18.5~24.0),超重、肥胖者(BMI>24.0)减重时应循序渐进,切忌骤减。定时定量,规律饮食,忌暴饮暴食。限制油脂摄入量,全日膳食脂肪控制在50克以内。

那么尿酸高的人该如何吃呢?

首要的是控制嘌呤摄入量,高尿酸血症的饮食建议如下表所示。

饮食建议	食物种类
鼓励食用	蔬菜;低脂、脱脂奶及其制品
限制食用	牛、羊、猪肉,富含嘌呤的海鲜;调味糖、甜点、调味盐(酱油和调味汁);果酒
避免食用	果糖饮料;动物内脏;白酒、啤酒、黄酒

但是所有高嘌呤的食物并不是一点都不可以吃,更为重要

的是适当的均衡饮食,每日保持固定的摄入量,切忌大吃大喝!

BMI 计算公式:BMI=体重(千克)÷身高^2(米)

BMI 判断标准	分类
<18.5	体重过低
18.5~24.0	正常范围
24.0~28.0	超重
>28.0	肥胖

114

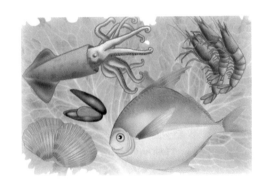

69. 痛风急性发作期饮食需要注意什么

王令彪　万伟国

大多数患者都知道痛风和高尿酸血症是吃出来的病,一旦痛风发作时,什么都不敢吃,饿得前胸贴后背;但也有些患者认为,病哪儿就补哪儿,痛风急性发作的时候,大量进补猪脚汤。这些做法对不对呢?

我们就给大家说说,痛风急性期的饮食有哪些注意事项?

(1)限制高嘌呤食物摄入:高尿酸是痛风的罪魁祸首,而尿酸是嘌呤的代谢产物,痛风患者应该限制嘌呤的摄入,从而控制尿酸。在痛风的急性发作期,嘌呤摄入的限制更加严格,应控制在150毫克/日,应当避免食用嘌呤含量较高的食物,比如动物内脏、海鲜和肉类,多食用新鲜的蔬菜。

(2)严格限酒:酒中的乙醇在体内会代谢为乙酸,从而抑制尿酸的排泄,不利于痛风的缓解。此外,一些酒在酿制的过程中会产生嘌呤,例如陈年黄酒、白酒和啤酒等。因此,在痛风急性发作期应该严格限制酒的摄入。

(3)减少果糖的摄入:很多痛风患者知道高嘌呤饮食可以引发痛风,却不知道果糖的代谢也会产生尿酸,从而引发痛风。因此,在痛风急性发作期,应该远离含糖量高的饮料和鲜榨果汁,一些含糖量较高的水果也应该尽量少吃。

(4)多喝水:大量饮水有助于增加尿液的排泄,帮助痛风急性期的疼痛缓解,每日饮水量在2 000毫升以上为宜。咖啡和茶在无痛风发作的稳定期可以饮用,但由于有兴奋神经的作用,可能导致患者在夜间无法好好休息,不利于痛风的缓解,因此在急性发作期应少饮咖啡和浓茶。

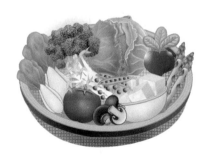

70. 痛风缓解期饮食需要注意什么

杨　雪　朱小霞

中国饮食文化博大精深，对美味佳肴的向往也是我们每个人的本能。但面对着如此丰富的饮食选择，痛风患者究竟该如何做到游刃有余呢？

1 怎么吃

临床上常见酒桌应酬、佳节聚会后的痛风急性发作，不加节制地暴食富含嘌呤的食物，可使血尿酸水平短时内显著升高，而诱发急性痛风。正常嘌呤摄取量为每天 600～1 000 毫克，急性期应严格限制嘌呤在 150 毫克/天以下，蛋白质每天 50～70 克。

人体内的尿酸约 20% 是吃进去的，嘌呤含量越高的食物摄入之后代谢产生更高的尿酸，这些食物包括：动物内脏如肝、肾、脑、肠；海鲜如某些鱼类如鲲、沙丁鱼和虾、蟹；过多摄入红肉，特别是牛、羊肉。对于蔬菜，近年多项研究表明富含嘌呤的蔬菜并不增加血尿酸水平及痛风的发病率，还可碱化尿液有利于尿酸排泄，因此鼓励进食新鲜的蔬菜。另外，痛风患者应注意适量摄入新鲜水果，避免含糖丰富的水果。

值得一提的是豆类：它们富含嘌呤可导致血尿酸增加，但也有报道认为豆类食品中含有促尿酸排泄物质。另外，嘌呤易溶于水，在豆制品加工过程中，会随着水分会过滤掉，因此豆类并非痛风者的绝对禁忌，可以食用豆制品，如豆腐、豆干等。

2 怎么喝

2012 年的国际痛风治疗指南指出，所有痛风患者均应限制酒精的摄入(尤其是啤酒,也包括烈酒和红酒);痛风患者在关节炎急性发作期,尤其是药物未完全控制的痛风和慢性痛风石性关节炎患者应避免酒精摄入。

2017年《中国高尿酸血症相关疾病诊疗多学科专家共识》也指出,相对于红酒,更应减少啤酒和烈酒的摄入;避免含糖饮料、果汁、高果糖浆甜化的饮料;鼓励痛风患者摄入低脂/脱脂奶制品;咖啡不会加重高尿酸血症或痛风,患者们也可以享用。

痛风患者如果在医生指导下血尿酸控制并维持稳定后,以上限制性食品也不是完全不能吃,可以酌情少量享受,当然我们需要注意每日、每餐的嘌呤摄入均衡。我们有着丰富的饮食文化,但在疾病期间做到"有吃有喝"也是一门学问,随着医学的不断进步,相信会给大家更多更好的建议,真正让患者们做到即使生病也可以"好吃好喝"!

71. 已经在吃降尿酸药,还需要控制饮食吗

叶文静　万伟国

对于一些美食爱好者,患上了痛风和高尿酸血症,非常痛苦。他们或许会疑惑,我都吃药了,怎么还得控制饮食?

打个比方,血尿酸像是一桶水,上面有两个水龙头,自身体内代谢产生的尿酸是其一,饮食来源就是其二。富含嘌呤的食物吃的多,这水源就越大,桶里的水自然也就多起来。而吃药只能是关小了自身代谢的水龙头,在一定程度上控制进入桶里的水量,可要是饮食水龙头的水源跟瀑布一样大,自然桶里水量又很大了。另外,暴饮暴食,会使得饮食水龙头的水源突然加大,短时间内桶内水量过增,是诱发痛风发作的重要因素。因此,对

于高尿酸血症和痛风患者,饮食控制是十分重要的,除了听医生的话规范服药,也要保持良好的生活习惯。

我们反复强调,痛风和高尿酸血症患者讲究饮食健康、均衡,以低嘌呤食物为主,并不是要求绝对不吃含嘌呤的食物。比如,严格低嘌呤饮食,米饭和面食等碳水化合物供能比例过高,容易引起胰岛素抵抗,也会减少尿酸排泄,引起血尿酸升高。食物对高尿酸血症和痛风患者的危害不能单纯以嘌呤含量来界定。目前强调每日饮食嘌呤含量控制在 150 毫克以下,避免摄入高嘌呤动物性食品(如动物内脏、甲壳类海鲜、浓肉汤和肉汁等),限制或减少红肉摄入。鸡蛋、牛奶、精肉等优质蛋白质的摄入需要有保障。同时还需要强调饮食控制需要个体化。高尿酸血症和痛风患者的饮食方案也需遵循中国居民膳食指南的饮食原则。

因此,各位患者需要谨记:药物治疗很重要,但合理的控制日常饮食同样需要,只有两者相互结合,才能带来更好的获益。

72. 得了痛风,严格控制饮食是否足够

朱载华　朱小霞

痛风是由于血尿酸升高引起的,人体内 80% 左右的尿酸为内源性产生,即由自身代谢产生,只有约 20% 的尿酸是外源性摄入,即从食物中摄取的。一般来说,严格控制饮食可以降低血尿酸 30～60 微摩尔/升,所以对于大多数痛风患者来说,仅控制饮食还不足以将尿酸控制在达标水平。因此,经常有患者反映"我只吃素菜了,为什么还是有痛风?"。因此我们建议如下内容。

(1) 限制高嘌呤食物的大量摄入,比如动物内脏、沙丁鱼、凤尾鱼、小虾、扁豆、黄豆、浓肉汤,选择性进食低嘌呤食物。在充分

保障营养摄入的情况下注意饮食平衡,控制每日总热量和总嘌呤。

(2)适当增加蛋白质摄入,可选用牛奶、鸡蛋和瘦肉。可将肉类等经煮沸后弃汤再食用,避免吃炖肉或卤肉。

(3)由于脂肪可减少尿酸正常排泄,应适当限制脂肪摄入。

(4)多吃新鲜蔬菜、水果,它们既是碱性食品,又可以提供丰富的维生素 B 和维生素 C,特别是水溶性维生素,促进尿酸的溶解。

(5)避免饮酒,酒精饮料一方面增加嘌呤摄入,另一方面能造成体内乳酸堆积,乳酸可抑制尿酸排泄,同时乙醇促进嘌呤的分解使尿酸增高。红酒里面有种叫白藜芦醇的成分,可以促进尿酸的排泄,但是一天最多也只能喝一杯红酒,尽量不要喝。

(6)多喝水,每天饮水 2 000 毫升以上,以保证尿量,促进尿酸的排出。心、肾功能不全时水分宜适量。有条件的情况下可以考虑碱性水,可增加尿酸排泄,减少泌尿系统结石产生的机会。

(7)控制嘴巴还不够,还需要迈开腿,合理适度的运动,维持理想的体重,可有效预防痛风的发生。但是对于痛风患者,需要科学运动,避免盲目的过度运动。相关内容可以参见 83 问"痛风或高尿酸血症患者应该怎样运动"。

大家切记,大多痛风患者尽管改善了生活方式,并不能完全控制痛风和高尿酸血症,需要借助于药物治疗,因此,请您务必至专科医生就诊,在医生的指导下选择治疗方案。

119

73. 痛风和高尿酸血症患者可以 DASH 饮食吗

梁敏锐

DASH 饮食是由 1997 年美国的一项大型高血压防治计划

(dietary approaches to stop hypertension，DASH) 发展出来的饮食方案,研究人员在这项计划中发现,饮食中如果能含有足够的蔬菜、水果、低脂(或脱脂)奶,以维持足够的钾、镁、钙等离子的摄取,并尽量减少饮食中油脂量(特别是富含饱和脂肪酸的动物性油脂),可以有效地降低血压。因此,常以 DASH 饮食来作为预防及控制高血压的饮食模式。除了控制血压外,人们还发现 DASH 饮食具有降低血尿酸的功效,减少痛风发作,对于高尿酸血症的患者,采用 DASH 饮食 90 天可降低血尿酸水平 60 微摩尔/升。

那么对于我们中国的老百姓来说,应该如何执行 DASH 饮食方案呢？ 总的原则如下。

(1) 每天吃足量的蔬菜、水果和全谷物。

(2) 每天吃适量的脱脂或低脂奶制品。

(3) 每天吃适量的瘦肉、鱼类和干果。

(4) 限制钠盐、甜品、含糖饮料和红肉的摄入。

(5) 使用低钠调味品或食物的天然滋味调味,可增加食物的适口性。

总之,"DASH 饮食"作为目前流行的健康饮食方式,主要针对高血压患者,对于合并高血压的高尿酸血症患者更为适用。但随着营养学的发展,或许今后还会发现更为科学的饮食推荐。

74. 植物性嘌呤和动物性嘌呤有何区别

吴菊蕾　朱小霞

相信通过前面的篇章,痛风患者们肯定对嘌呤都不陌生,它是尿酸的前身,这是一种存在于细胞内的物质,主要以嘌呤核苷酸的形式存在,在能量供应、代谢调节及组成辅酶等方面起着十分重要的作用。那么您是否知道嘌呤也分为植物性嘌呤和动物性嘌呤呢?

植物性嘌呤来源于植物性食物,即我们通常说的蔬菜、水果中的嘌呤。目前研究的数据提示,谷类、豆类、大豆制品、海藻、乳制品这些超过60%是腺嘌呤和鸟嘌呤。而存在于动物性食物,就是我们常说的"荤菜"中的嘌呤即为动物性嘌呤,比如,肉类、海鲜、动物内脏中的嘌呤,主要包含的是次黄嘌呤和黄嘌呤。目前研究认为,动物性嘌呤可显著升高体内血尿酸水平,而植物性嘌呤对血尿酸水平的影响尚不确定。

因此,我们提倡痛风患者可以多食用新鲜蔬菜、水果,但建议避免过度摄入糖分含量高的水果,因为果糖是血尿酸升高的危险因素。对于嘌呤含量高的"荤菜"类需要注意控制,合理食用,每天控制总热量和总嘌呤的摄入量。饮食作为重要的环境因素确实可以升高血液中的尿酸含量,但是绝对的低嘌呤饮食并不存在,而是讲究科学、均衡。饮食作为影响痛风发病的重要因素,我们需要科学的控制饮食,养好良好健康的饮食习惯。

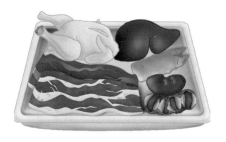

75. 痛风和高尿酸血症患者可以吃什么蔬菜

朱载华

大部分蔬菜嘌呤含量较低,属于低嘌呤食物。也有一些蔬菜属于中高嘌呤食物,如香菇、花菜、黄豆芽、豆苗、四季豆、豌豆、紫菜和芦笋等,但是研究发现这些富含嘌呤的蔬菜并不增加血尿酸水平及痛风发生率,甚至还能促进尿酸排泄。

另外,蔬菜中富含膳食纤维、热量低,有助于减肥,同时提供维生素 C 和钾离子,均有助于尿酸的排泄。

所以,痛风是可以食用各种蔬菜的。不过,还有一些蔬菜(比如菠菜)富含草酸,草酸会减少尿酸排泄,因此食用前用热水焯一下,可以减少草酸的摄入。痛风患者每顿应摄入不要少于200 克的蔬菜。

值得注意的是葱蒜类虽然嘌呤含量不高,但由于刺激性较强,过度摄入可诱发痛风急性发作,建议合理食用。

不少痛风患者认为不能吃豆制品,认为豆制品嘌呤含量很高。实际上豆腐制作过程中大部分嘌呤溶解于水,使豆腐中嘌呤含量大大减少,国内外有些研究发现,豆类及其制品的摄入并不会升高尿酸。故可以适当吃,还可以补充蛋白质。

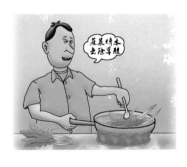

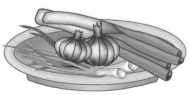

76. 痛风和高尿酸血症患者可以喝酒吗

梁敏锐

答案会让很多爱酒人士非常失望,高尿酸血症患者应该戒酒。那么很多患者会问,听说啤酒嘌呤含量高,容易升高血尿酸,诱发痛风,那么我是不是可以改喝白酒或黄酒? 听说红酒富含多种营养成分,软化血管,是不是可以喝红酒? 豪饮不行,小酌可否? 我们将一一进行解答。

酒精可通过多种途径引起尿酸升高。研究结果指出,酒精可使 ATP 消耗增多,最终导致尿酸生成增加,还可使乳酸水平增高,影响尿酸排泄,另外啤酒导致嘌呤负荷增高,引起了尿酸合成增加。为了让大家明白"喝酒一时爽,痛风发作惨"的道理,跟大家解读一下关于痛风和高尿酸血症诊治的权威共识与指南。

2017 年《中国高尿酸血症相关疾病诊疗多学科专家共识》:酒精摄入可增加高尿酸血症患者痛风发作风险,酒精摄入量与痛风发病成剂量效应关系,即摄入越多,越容易发作。高尿酸血症患者应当限制酒精摄入,禁饮黄酒、啤酒和白酒。红酒是否增加血尿酸水平存在争议。

关于饮酒量,大部分指南并未明确指出,这里可以参考 2017 年中华人民共和国卫计委(现卫健委)颁布的高尿酸血症与痛风膳食指导,建议限制饮用各种含酒精饮料,尤其是啤酒和蒸馏酒(白酒)。总体饮酒量男性不宜超过 2 个酒精单位/日(1 个酒精单位约合 14 克纯酒精),女性不宜超过 1 个酒精单位/日。1 个酒精单位相当于 145 毫升酒精含量 12% 的红葡萄酒、497 毫升酒精含量 3.5% 的啤酒或 43 毫升酒精含量 40% 的蒸馏酒

（白酒）。

由此可见，高尿酸血症患者需要避免饮酒，尤其是啤酒、白酒和黄酒，如果饮酒已成为习惯，或者应酬难以避免，还是需要限制饮酒量。虽然酒文化源远流长，但出于对健康的考虑，还是不能贪杯哦！

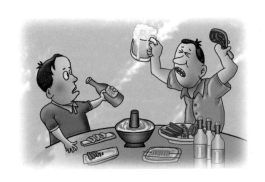

77. 痛风和高尿酸血症患者怎么喝水

梁敏锐

相信每位痛风和高尿酸血症患者正规就诊后，医生都会叮嘱要多喝水，那为什么要多喝水，以及怎么喝水呢？

大量饮水有助于加快尿酸排泄，缩短痛风发作的持续时间，减轻症状。肾功能、心功能正常的患者可多饮水，维持每日饮水量 2 000～3 000 毫升，可饮用牛奶及乳制品（尤其是低脂奶和低热量酸奶），总量约每日 300 毫升，避免饮用可乐、橙汁、苹果汁等含果糖饮料或含糖软饮料。咖啡与高尿酸血症及痛风的关系尚无定论，有研究显示饮用咖啡不增加高尿酸血症的风险，并且可以降低痛风的风险。一项研究结果显示，与不饮用咖啡的人群相比,每天饮用咖啡 4～5 杯和 6 杯可分别降低血尿酸水平 15.6～25.8 微摩尔/升。但该研究中所用的单位"杯"究竟多少是毫升并没有明确,且每日喝如此多的咖啡可能会引起人体其他不适,故不建议用喝咖啡来降低血尿酸。而目前的研究结果显示茶并不影响血尿酸水平,因此,对于高尿酸血症和痛风患者而言,茶也是不错的选择,但最好不要喝浓茶。

然而,心、肾功能不全的患者往往伴随有高尿酸血症,这类患者的饮水量和饮水方式还需要咨询相关的专科,在医生的指导下合理饮水。

125

78. 痛风和高尿酸血症患者可以喝饮料吗

梁敏锐

首先,可以明确的是大量饮用富含果糖的饮料会诱发痛风。哈佛医学院的 Choi 教授于 2008 年发表的数据显示,高果糖的摄取与痛风密切相关。2011 年一项研究显示,随着含果糖的软饮料摄入的增加,痛风和高尿酸血症的发病率及患病率也增加了一倍。这也是导致近年来痛风和高尿酸血症发病低龄化的原因之一。

那么果糖为什么会诱发痛风呢? 果糖就是水果里的糖吗? 非也! 果糖含 6 个碳原子,也是一种单糖,是葡萄糖的同分异构体(类似于双胞胎),它以游离状态大量存在于水果的浆汁和蜂蜜中,果糖还能与葡萄糖结合生成蔗糖。人工甜味剂玉米糖浆中含有高达 42%～55% 的果糖,其余成分是水和葡萄糖。而饮料中的甜味部分主要来自这种玉米糖浆。果糖在人体内的代谢产物之一即为尿酸,果糖通过促进 ATP 降解为尿酸前体 AMP

升高血尿酸水平;其次,果糖可通过大量消耗三磷酸盐和 ATP 导致细胞死亡,引起嘌呤释放;同时,果糖还可在肝脏中转化成为极低密度脂蛋白和甘油三酯,加重脂肪堆积,增加胰岛素抵抗,减少肾脏尿酸排泄。多种机制共同促进血尿酸水平增高。一项研究结果显示,痛风患者除了强调限制嘌呤摄入外,也要注意果糖摄入,否则达不到减少痛风发作的目的。

哪些饮料或食品中富含果糖? 答案是碳酸饮料(如可乐)、柠檬苏打水、果酱、蜂蜜、水果罐头、混合苹果汁、葡萄汁、罐装和瓶装果汁、干果类(如无花果干和干枣)、奶茶等。

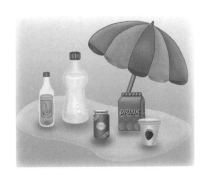

最后,还有些饮料打着健康的旗号,比如鲜榨蔬果汁,看起来有益健康,一直受到消费者的青睐。实际上为了提高口感,部分蔬果汁也添加了果糖糖浆。其次,功能饮料对运动后水分和电解质的补充有一定帮助,但是功能饮料里通常也含有大量的果糖。所以也需要尽量避免这些饮料。总而言之,对于痛风和高尿酸血症的患者而言,最适合的饮料就是白开水啦!

79. 痛风和高尿酸血症患者可以喝茶或咖啡吗

毛莉华　朱小霞

很多痛风患者可能都钟爱茶和咖啡,但是却不确定到底能不能喝。

如今市面上有各种各样的茶,目前也有研究证明,茶可以降低心脑血管疾病发病和死亡风险,降低胆固醇、糖尿病的风险等,并且有提神醒脑的功效。茶中的有益成分包括茶多酚、茶色素、茶多糖、γ-氨基丁酸等。现有的研究证据认为,无论是哪种茶对尿酸均没有影响,也就是说喝茶既不会升高尿酸,也不会明显降低尿酸。但是,目前市场上有很多茶饮料,多数含有果糖等添加成分,我们选择的时候需要注意,因为果糖可引起血尿酸升高,应该避免喝这种含果糖的茶饮料。

年轻人因为工作压力或者生活习惯都喜欢喝咖啡,研究证明,咖啡本身不影响血尿酸水平。但是,喝咖啡需要适度,过量咖啡会兴奋我们的中枢神经系统,导致失眠、心悸等对身体不利的影响;而在空腹时喝咖啡,会刺激胃酸不断分泌,有胃溃疡的患者应谨慎;咖啡中的咖啡因成分会影响血压等,因此患高血压、冠心病、动脉硬化等疾病的患者不宜饮用。此外,喝咖啡时应注意避免添加过多的糖、植脂末或奶制品,这些成分会对血尿酸产生影响。

总的来说,咖啡和茶对高尿酸人群来说都是可以饮用的,现有的研究数据表明茶和咖啡并不影响血尿酸的产生,但也不能多喝哟!

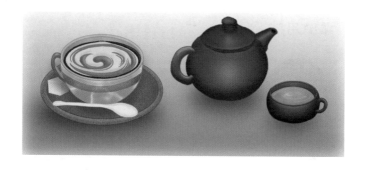

80. 痛风和高尿酸血症患者可以吃水果吗

梁敏锐

答案是肯定的,水果营养丰富,有益健康,高尿酸血症和痛风患者是可以食用的。但水果富含果糖,是否也可引起高尿酸血症呢?

既往研究对于水果能否引起高尿酸血症并未得到一致的结论,因为水果除了可以升高尿酸的果糖外,还含有维生素C、表儿茶素、黄酮醇、钾离子和纤维素等理论上可以降尿酸的物质。儿茶素/黄酮类以及维生素C可以抑制黄嘌呤氧化酶活性,减少尿酸生成。维生素C还可以通过尿酸盐重吸收转运子1(URAT1)促进肾脏排泄尿酸。钾离子则可以缓解尿酸对内皮细胞的损伤。

果糖促进尿酸升高,其原因在78问中已经详细说明。因此,我们推荐食用水果,对于果糖含量较高的水果,需要控制进食量。那么哪些水果中的果糖含量较高呢?目前认为芒果、芭蕉、葡萄、梨、西瓜、凤梨、香蕉、苹果等果糖含量较高。尤其需要关注的是,果糖在果汁中进一步浓缩。2010年一项流行病学调查结果显示,每天饮用橙汁的女性,其患痛风的风险较几乎不饮用橙汁的女性升高41%。因此,高尿酸血症和痛风患者应该限制果汁的饮用。

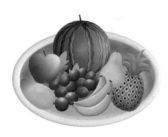

对高尿酸血症和痛风患者应鼓励多食用水果,其营养丰富,有益健康。但是部分水果富含果糖,过度食用也会诱导血尿酸升高,我们在选择的时候需要注意哟!

81. 樱桃可以治疗痛风吗

梁敏锐

相信不少患者通过网络搜索,就能查找到一些有利于痛风和高尿酸血症的食物,其中就包括樱桃,那事实是不是如此呢?

我们先来看一组数据:2003 年一项研究显示,食用 280 克樱桃可以使健康女性的血尿酸水平降低,并且持续 5 小时,而葡萄、草莓、猕猴桃等其他水果未见如此效果。2012 年一项大规模的流行病学研究调查了 633 例痛风患者,每天食用至少 10 枚樱桃可以降低 35％的痛风发生率,如果与别嘌醇联合则可以降低 75％的痛风发作。2019 年有一项荟萃研究(即对多篇研究进行汇总研究)报道,进食樱桃可降低痛风发作。

有研究推测樱桃降尿酸的可能作用机制如下。

(1) 樱桃成分可抑制黄嘌呤氧化酶,加速尿酸排泄。

(2) 樱桃含有花青素,花青素有天然抗炎的特性,可能与控制痛风炎症有关。然而其他含有花青素的水果,比如蓝莓,是否也能有类似治疗痛风的作用,目前尚不明确。

(3) 樱桃富含维生素 C,可促进尿酸的排泄。

因此,高尿酸血症和痛风患者如果喜欢吃水果,可优选樱桃。虽然以上研究给我们看到了希望,但樱桃降尿酸的作用还需要长期研究的结果来支持,其降尿酸机制还需要更多研究来证实。

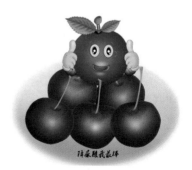

那么食用多少樱桃合适呢?

129

根据美国关节炎基金会建议,可以每天吃一小把(10 枚左右)的樱桃或一杯樱桃汁。

然而,樱桃再好也仅是食疗,作用微弱,不能代替临床药物;另外,具体情况具体分析,如果还有慢性肾脏病、糖尿病、过敏等其他合并症,需要咨询专科医生和营养师,制订更适合自己的饮食方案。

82. 痛风和高尿酸血症患者能不能运动

赵 力 薛 愉

治疗痛风,除了正规的降尿酸治疗,健康的生活方式也很重要,包括饮食调节、限制烟酒、定期运动和控制体重,这样可使血尿酸浓度降低 10%～18% 或 70～90 微摩尔/升。

研究显示,不爱运动(即每周运动时间<1 小时)的高尿酸血症患者死亡率增加 27%,男性预期寿命缩短 4.3 年,女性缩短 5.7 年。热爱运动(即每周运动时间≥7.5 小时)的高尿酸血症患者死亡率降低 11%,预期寿命延长 4～6 年。这表明充分运动可以降低患者死亡风险并延长寿命。此外,一项研究表明,每天久坐超过 10 小时的人比每天久坐少于 5 小时的人更容易发生高尿酸血症。看了以上数据,大家可能都迫不及待地要迈开腿了吧。但是,我们经常听到一些尿酸偏高的人抱怨不能运动,说自己打了一场羽毛球后脚趾开始疼痛,疼到不能下地,这到底是什么原因呢? 不是说高尿酸血症的人要加强锻炼才对吗? 这就是我们经常遇到的问题,提倡高尿酸血症的人需要坚持锻炼身体,但是高尿酸血症和痛风的患者更需要科学的运动。

① 剧烈运动是高尿酸血症患者发生痛风的诱因之一

剧烈运动和长时间运动，容易引起痛风发作。原因是运动后体内会产生过多的乳酸，乳酸可以抑制尿酸排泄，使尿酸存积在体内，进而引发高尿酸血症和痛风；另外，运动使新陈代谢加速，尿酸产生也会增加；最后，激烈运动时流汗增加导致排尿减少，尿酸排泄随之减少，尿酸存积在体内就会相对增加。此外，部分患者关节局部尿酸盐沉积明显，或者已存在一些损伤，既往也曾有反复发作，运动时这些关节过度活动、摩擦，局部尿酸盐晶体受到刺激后则可诱导痛风发作。

② 适度的运动可以预防痛风

研究表明，对痛风患者进行运动干预后，痛风发作次数明显减少，血糖和血尿酸也随之下降，可见适当的运动不仅有助于病情的缓解，同时也对预防痛风的复发有帮助。想要通过运动来防治痛风发作，应更注重科学运动。

除了降尿酸药物治疗，我们还要管住嘴、迈开腿，才能远离高尿酸血症。另外，运动也要讲究科学性，不可剧烈运动，运动的时候注意保护关节，尤其是既往曾有反复发作的关节，避免过度地活动。

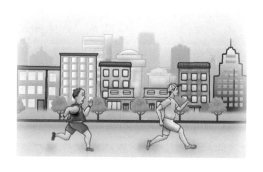

83. 痛风或高尿酸血症患者应该怎样运动

赵　力　陈芳芳　朱载华

看了上文,大家应该都知道运动对痛风或高尿酸血症患者来说是非常重要了。那么该如何运动来更好地控制疾病呢? 这里我们就给您详细地说道说道!

1 要选择合适的运动方式

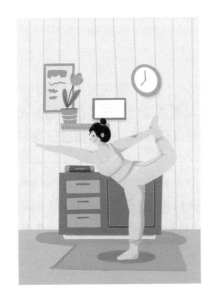

有氧运动被认为是最适合痛风患者的运动,指人体在氧气充分供应的情况下进行的体育锻炼,包括步行、慢跑、跳舞、游泳、骑自行车、打太极拳等。

2 运动前要适当热身和拉伸

热身具有两个主要功能:①改善肌肉的动力,使其不易受伤;②让运动者做好准备。一般来说,热身应该达到微出汗,但又不会使人感到疲劳的程度。热身对于后续的正式运动有很多益处。它可以通过加速代谢和降低肌肉黏滞度来增加肌肉收缩的速度和力量。此外,体温的升高使得血管扩张,氧合血红蛋白解离加快,有利于为活动的肌肉提供更多的氧。最后,热身还能够加快神经传递的速度。除了对运动质量有益处,热身还能减少肌肉损伤,有研究显示,提前热身的运动员发生扭伤或拉伤的概率明显减少。在健身运动界,流行着这么一句话,"无运动不拉伸",可见拉伸运动的重要性。拉伸可以使韧带肌肉与关节之间的配合更加柔和,还能够降低拉伤和扭伤的发生率。

③ 要保持合适的强度

国内外研究表明,低强度的有氧运动可降低痛风发病率,而中高强度运动可能使尿酸排泄减少,血尿酸水平上升,反而增加痛风的发病率。在选对运动方式的同时,还需要保持一定的强度,即运动时心率达到 110～120 次/分,并少量出汗,让氧气充分燃烧体内的糖分,可以消耗体内脂肪,增强和改善心肺功能,预防骨质疏松,调节心理和精神状态。运动频率为每日早晚各 30 分钟,每周 3～5 次。需要注意的是,仅在饭后遛弯的方式是达不到运动效果的。

④ 要选择合适的运动时间

运动需安排在痛风缓解期,若在痛风急性发作时运动,不仅加剧疼痛感,而且也会促进痛风石在关节中生成,导致病情越来越严重。在一天的生活中,早晨内脏、关节及肌肉的功能比较低,身体难以适应活动。若习惯晨练,需先进行 5～10 分钟的热身运动,如扩胸、伸展或压腿等,避免造成急性和慢性损伤。

⑤ 身心训练

除了传统的运动,现在还有一种新的运动方式,称为身心训练。大家可能会比较陌生,但提起瑜伽、太极、正念、冥想,相信大家都有一定的了解。这些项目都属于身心训练。身心训练起

133

源于东方,包括中国、印度等。伴随着舒缓的背景音乐,训练者身体放松,通过心理意象的想象和一定的身体动作,营造一种宁静的警觉状态,训练者能高度了解身体、呼吸和外部指令。

　　身心训练可以提高注意力和自我调节能力,并且能减少焦虑、抑郁、愤怒和疲劳等负面情绪,研究显示,这可能与大脑中额叶和扣带回区域的激活有关。虽然没有关于身心训练在痛风或高尿酸血症中的研究,但已有临床指南推荐身心训练可用于膝骨关节炎的治疗,是减轻膝骨关节炎患者疼痛、改善身体功能和生活质量的有效方法。同为风湿性疾病和慢性关节炎症,痛风可以借鉴这一方法,说不定也会有意想不到的收获呢。

　　总之,适量、规律的运动可以帮助降低急性痛风发作的风险,同时可以延年益寿!

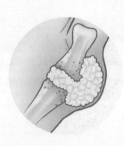

第七篇 痛风/高尿酸血症——痛风石

84. 什么是痛风石

叶文静　孔　宁

"痛风石"这个词大家并不陌生,但是对于它的来龙去脉以及如何治疗却了解甚少。接下来就让我们一起认识痛风石。

痛风石是痛风晚期的特征性病变,是由于血尿酸水平过高导致尿酸盐晶体在关节及其附近肌腱腱鞘、皮下结缔组织等部位聚集形成,局部产生慢性炎症及异物反应导致纤维组织增生,最终形成结节,称为痛风石,又称痛风结节。

痛风石最常见于耳轮、第一跖趾关节(即大脚趾关节),可能是这些部位温度较低,尿酸盐晶体容易结晶并沉积。严重者也较多见于指、腕、肘及膝关节等处,少数患者可出现在鼻软骨、舌、声带、眼睑、主动脉、心瓣膜和心肌,甚至有在脊髓内发现痛风石。痛风石大小不一,小的如芝麻,大的如鸡蛋。摸上去有砂砾感,偶尔透过皮肤可以看见黄色或白色的晶体。痛风石逐渐增大后,患者表面皮肤可能变薄、溃破,形成瘘管(从身体内部通向皮肤的隧道),排出白色粉笔灰样的尿酸盐结晶物,经久不愈。

痛风石是慢性痛风性关节炎患者常有的一个表现,但对于形成痛风石的时间,每个患者都不一样,差异较大。痛风石形成的速度与高尿酸血症的程度和持续时间有关。

目前多项指南或专家共识建议,对确诊为痛风并有痛风石的患者应积极启动降尿酸治疗。血尿酸控制在 300 微摩尔/升以下更有利于痛风石的溶解,但这必将是个缓慢的过程,因此需要长期坚持治疗。除此之外,对于传统药物治疗效果不佳的患者,聚乙二醇重组尿酸氧化酶能相对快速地溶解痛风石,但这种药物的输注不良反应高,也容易引起急性痛风发作,目前尚未在痛风患者中广泛应用。而对于痛风石已经严重影响关节功能的患者,可以考虑手术切除,但这并不能从根源上减少痛风石的形

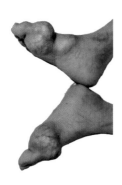

成,而且手术可能会诱发痛风急性发作,手术后需要继续降尿酸药物治疗。

因此,痛风患者出现了痛风石不要惊慌,最佳的治疗方式是积极控制血尿酸,并使尿酸长期维持在达标水平。同时,根据您的情况判断是否需要手术治疗,但切记手术不能一劳永逸,仍然需要长期吃药降尿酸。

85. 痛风石有什么危害

杨 雪

上文中我们了解了"什么是痛风石",但是殊不知这些小小的石头,疯狂得很,此文我们就继续给您介绍痛风石的危害!

痛风石看上去是灰白色的包块或者结节,它对患者的影响主要分两方面:一方面是功能性损伤,可引起疼痛、关节活动度下降、关节畸形及皮肤破溃、感染;另一方面是心理性影响,引起

患者在工作和社交中的自卑心理。

（1）在关节处的痛风石沉积，容易导致痛风反复发作，也有患者局部慢性炎症导致长期疼痛。关节局部痛风石，导致关节畸形影响穿衣、穿鞋，活动也受到不同程度的影响，严重的情况下会致残。痛风石还可以沉积在肾脏内，阻塞肾小管，引起肾脏结晶、结石，也会导致肾脏功能的损伤。在关节附近的痛风石，其表皮菲薄，容易破溃形成瘘道，并可排出白色粉笔灰样或豆腐渣样尿酸盐结晶碎块，较难愈合。

（2）痛风石在皮肤上堆积，在表皮上形成白色包块，局部痛风石破溃渗出，都有碍观瞻；在关节处的较大痛风石影响穿衣、穿鞋等，长期影响患者的生活，导致其心理上受挫。

因此，当痛风患者合并痛风石，一定记得尽早就医，通过规范的内科治疗及自我生活管理早期消除内患，不要等出现了严重的破坏和损伤再追悔莫及。

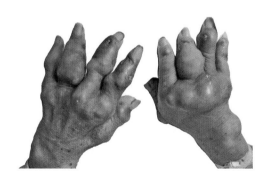

86.痛风石，是不是手术切除就好了

曹　灵　万伟国

上文中我们对痛风石的概念和危害做了介绍，并且大家也

知道了降尿酸治疗对痛风石的重要性。但是,很多患者每天看到身上鼓出来的石头非常头痛,每天吃药很麻烦,而且也看不到快速的效果,总想着:我去医院手术把痛风石切除了是不是就好了?

对于这个问题,可以告诉您:手术,可以! 对于痛风石较大,压迫神经或痛风石破溃,经久不愈者可考虑手术治疗,有如下相关的手术治疗方法。

① 抽吸

在急性期发作时,痛风石合并关节腔积液,石灰石样痛风石可以通过针管抽取出来,少部分情况下伴有关节感染,有脓液存在时,也可以通过针管抽取出来。

② 关节镜取石

关节镜是微创手术,手术窗口小,却有良好的手术视野,能够通过冲洗和切割,清除关节周围的痛风石,患者恢复时间也很短。

③ 痛风石切除及腱鞘切除

比如脚趾,通过切口,完整清除痛风石。

④ 骨重建

对于特别大的痛风石,已经破坏关节及组织的,需要进行肌腱韧带重建,甚至趾骨重建。

⑤ 截肢

对于已经严重破坏骨骼,造成骨坏死的,甚至需要采取截肢。

那么,是不是手术切除就彻底解决了呢? 答案是否定的! 痛风患者在手术切除痛风石后仍然需要接受内科治疗,长期维持血尿酸达标,不然很快会反复,长出新的痛风石。因此,患者需要接受药物治疗,同时注意改善生活方式。

综上所述,各位患者都知道了痛风石是一个长期积累导致的慢性疾病,某些情况下患者可以求助于外科医生,将痛风石切除,但并不是石头切掉了就可以了。对于痛风石这类慢性疾病,长期内科治疗很重要,患者需要通过服药以及生活方式的管理保持长期血尿酸达标!

87. 慢性痛风石合并肾功能不全如何治疗

杨 雪

对于伴有肾功能不全的患者,尤其是中重度肾功能不全(慢性肾脏病分期≥3 期)的患者,更易出现痛风发作程度、频率加重,并且出现痛风石,两者互为恶果,形成恶性循环! 如果真的发生了这种不幸,该怎么办呢?

1 选择合适的降尿酸药物

目前常用的降尿酸药物有别嘌醇、非布司他、苯溴马隆,在第五篇已经详细介绍了这几种药物。但是在伴有肾功能不全的痛风石患者中,非布司他更具有优势,推荐 20 毫克/天作为非布司他的起始剂量,逐渐增加剂量并注意监测肾功能;轻中度的肾功能不全也可以酌情选择别嘌醇、苯溴马隆,但均推荐小剂量起始,缓慢滴定,严密观察可能的不良反应。

❷ 建立合适的血尿酸目标值

合并痛风石者,降尿酸治疗的目标值为血尿酸<300 微摩尔/升而不低于 180 微摩尔/升,这样不仅有助于减少痛风发作,保护肾脏功能,也更加有利于痛风石溶解,但需要漫长的时间;同时,持之以恒遵医嘱及按时随访至关重要。

❸ 预防急性发作

所有降尿酸治疗的药物,在治疗初期都有可能诱发痛风急性发作,痛风石患者局部慢性炎症更容易受各种外界因素影响而反复发作,使得患者常难以坚持治疗。因此,低剂量的抗炎药物预防性治疗也很重要。合并肾功能不全时,抗炎药物,包括非甾体抗炎药和秋水仙碱,需根据肾功能进行药物剂量的调整,使用时务必谨慎;糖皮质激素(泼尼松、甲泼尼龙)是合并肾功能不全尤其是中重度肾功能不全时不错的选择,但需注意预防骨质疏松、感染、高血糖、高血压等不良反应。

❹ 改善生活方式

同时遵从痛风饮食和肾功能不全饮食方案,相较于普通痛风患者,不能过度饮水,需根据肾功能水平进行调整,豆制品等植物蛋白的摄入也需要有一定的限制,同时注意配合适当的生活锻炼,帮助恢复。

❺ 多学科就诊

在风湿科就诊的同时,也需要在肾脏科医生那里就诊咨询,制订适合您的治疗方案,尽量保护剩余肾脏功能。

最后,需要提醒大家的是,出现痛风石合并肾功能不全的患者,很多是难治性的,不仅痛风反复发作,尿酸达标常常也是艰难而长期的过程。各位患者务必坚定信心,在医生的指导下坚持随访、监测病情、调整方案,都会度过前期艰难的阶段。

88. 痛风石引起关节变形了,怎么办

杨 雪

痛风石是痛风长期得不到缓解,转变为慢性痛风的特征性病变,肉眼看上去是灰白色的硬结,当这个硬结不断聚集变大,就会侵蚀关节周围软组织、软骨和骨质,最终造成关节的畸形和功能丧失,那该如何应对呢?

首先,正如前文反复强调,降尿酸治疗和达标治疗是必要的。当发现痛风石已经造成局部关节畸形破坏才启动降尿酸治疗,虽然时机已晚,但仍尤为重要,能够避免疾病的进一步恶化。所谓"亡羊补牢,犹未为晚"。降尿酸治疗的目标值为血尿酸<300 微摩尔/升而不低于 180 微摩尔/升;如果处于急性发作期的,按急性期处理后再开启降尿酸治疗,或者在充分抗炎症的同时也可以启动降尿酸治疗。

其次,必要时可以通过手术纠正治疗。主要是针对畸形的关节或者是痛风石较大、破溃甚至继发感染、迁延不愈的关节进行的一种治疗方法。通过手术来矫正局部的畸形,剔除痛风石来解决患者的生活问题。但是术口愈合时间较长,尚需做好心理准备。针对关节变形严重,或者是出现了大量痛风石的患者,因为关节畸形严重已经基本失去了关节的活动功能,也就需要置换关节来保持关节功能。

另外,如不幸出现了痛风石破溃并继发感染(虽然发生的可

能性比较小),还需要进行控制感染治疗。

由此可见,痛风可以造成严重的破坏,影响患者的生活质量,需要早期重视和加强控制。大家谨记在疾病发生早期就要及时就医,及时处理!

89. 痛风石破溃了如何处理

曹　灵　杨　雪

很多具有多年病程的痛风患者有过这样的经历,在关节附近的痛风石逐渐长大,表皮变得菲薄,容易破溃形成瘘道,并可排出白色粉笔灰样或豆腐渣样尿酸盐结晶碎块,就这样反反复复很难愈合。那么在痛风石破溃后,该怎么办呢?

首先,及时去医院就诊!

如果没有条件抓紧时间去医院的话,暂时可根据情况选择合适的伤口处理方案,痛风石破溃后,局部的尿酸盐结晶不断流出,虽然创面很难愈合,但是不容易继发感染,所以相对其他原因造成的皮肤破溃好一些。较小的痛风石破溃处理:碘伏溶液冲洗、消毒创面。之后抓紧时间去医院急诊就诊处理。较大的痛风石破溃(顽固性伤口)处理:①一般需要充分清创去除坏死组织;②控制感染和炎症;③维持创面的湿润,促进创面边缘的生长。

无论保守还是手术治疗后,均应结合血尿酸水平,进行降尿酸治疗;血尿酸水平有效下降可避免尿酸晶体的进一步析出沉积和破坏,并有利于已形成的痛风石溶解,从而有利于局部的恢复。

上述治疗都是需要在医院的专业治疗下完成。同时您需要保持良好的心态,痛风石破溃了并不可怕,及时来医院就诊,规律降尿酸治疗,最终达到痛风石减小甚至消失,伤口愈合的目的。

总而言之,一旦发生了痛风石的破溃,请及时就诊,请医生综合判断后给出合适的治疗方案,更有利于恢复哦!

90. 关节中的尿酸盐结晶可以去除吗

王令彪　万伟国

143

大家都知道,尿酸盐结晶也就是我们常说的痛风石的"胎儿期",起初少量尿酸盐结晶沉积于关节腔或皮下组织,肉眼并不能发现。尿酸盐结晶是导致痛风性关节炎的主要原因,如果任其发展,部分会逐渐长大形成大家熟悉的痛风石,并且会严重影响关节功能和美观。相信看过前面篇章的治疗,聪明的您应该非常迫切地想知道,关节中少量的尿酸盐结晶如何去除?

殊不知,我们正常人中也有少部分在通过仔细检查(如关节超声、双能 CT)下会发现关节腔尿酸盐沉积。所以,当您是痛风或者高尿酸血症患者,早期检查发现关节腔内有尿酸盐结晶时,先不要紧张,首先要综合判断您的疾病状态或者严重性,是否需要立刻干预治疗。部分高尿酸血症患者未曾有痛风发作,也无其他脏器受累,即使检查发现关节腔尿酸盐结晶也无需立刻治疗,而是改善生活方式,随访监测观察。

对于需要治疗的患者,需要尽早应用降尿酸药物。尿酸盐结晶的形成是由于血液中的尿酸浓度过高而析出,从而形成尿酸钠盐,因此,将血尿酸严格控制在 360 微摩尔/升以下,痛风石形成后控制在 300 微摩尔/升以下,可以使尿酸盐结晶缓慢溶解。目前,国内常用的降尿酸药物主要有抑制尿酸合成的别嘌醇和非布司他,以及促进尿酸排泄的苯溴马隆。服药的同时,各位患者也要谨记长期生活方式管理的重要性。

　　手术治疗,如前文所述仅对少部分严重痛风石患者在必要时推荐,并且不能代替内科治疗。也有少部分患者,虽然无肉眼可见的痛风石,但关节损伤比较严重或合并外伤,在外科医生的共同决策下,通过手术修复并清除关节腔内的尿酸盐晶体也有助于关节功能恢复。

　　综上所述,当您通过检查发现关节腔或者周围组织中有尿酸盐结晶沉积,先不要紧张。首先根据您的个人病情,与医生共同商讨是否需要治疗,并制订治疗方案,但是无论哪一种方案,您都需调整健康的生活方式,长期随访。

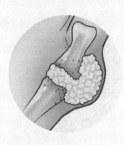

第八篇 痛风/高尿酸血症——其他

91. 痛风,免疫力——究竟谁伤了谁

孔 宁

痛风,令人闻风丧胆的疼痛,痛起来让人寝食难安,还容易反反复复,迁延难愈,大家不免担心:痛风会不会影响我的免疫力? 免疫力下降了又导致痛风反复发作,会形成恶性循环吗?

所以,痛风与免疫力,究竟谁伤了谁?

痛风,虽然在风湿免疫科诊疗,本质上却属于代谢类疾病。可以理解尿酸为人体内的一种代谢物质,正常情况下尿酸是维护健康的必要成分之一,但是当尿酸过多,超过了我们血液的溶解能力,就会析出沉淀在关节局部,导致关节的急性疼痛发作。临床表现为一种强烈的炎症反应症状,带给我们病友的则是刻骨铭心的疼痛经历!

痛风是免疫力下降引起的吗?

痛风的发病虽然与免疫系统异常反应有着密切的关系,但却并非病友们理解的是由免疫力下降引起的。大家可以试着回忆一下,痛风虽然反复发生,但是并没有同时引起反复的感冒、尿路感染等感染性疾病。痛风常见的诱发因素包括:不适当的运动损伤、饮食不合理、大吃大喝、熬夜、疲劳、久坐和不运动等。

这些才是我们日常需要注意和避免发生的情况。

反之,痛风反复发作会引起免疫力下降吗?

痛风反复发作,在发作的关节局部形成炎症损伤:包括关节周围组织的肿胀疼痛、尿酸盐沉积导致关节侵蚀破坏至最终畸形。有些病友还可能出现全身的炎症反应,包括:发热、乏力、胃口变差、精神不佳等。痛风急性发作多数可以短期内缓解,不会对免疫力造成影响,病友们无须过多担忧。但是如果听之任之,迁延成慢性痛风性关节炎,全身和局部炎症长期存在,则会对身体健康产生负面的影响,包括关节畸形致生活不能自理,无法运动锻炼;肾脏损伤,身体内的废弃物质不能及时排泄等,这些都可以间接导致患者免疫力下降。

由此可见,痛风和"免疫力"之间没有直接的杀伤力,但仍需早期及时控制病情,避免关节和内脏损害的发生和累积,保护好我们的健康,才是王道!

92. 痛风患者可以接种疫苗吗

赵　力　万伟国

疫苗是人类对抗传染病的强大武器,是预防传染病的重要的措施。疫苗接种的原理是通过模仿病原体,激活人体免疫系统,产生抵抗病原体的抗体,从而诱导机体免受真正病原体的侵害。从发明人痘、牛痘以来,疫苗已有两百多年的历史,人类通过预防接种疫苗,已抵御和消灭了很多烈性传染病。现在,疫苗除了常规的预防接种用于抵御传染病外,还应用于计划生育、肿瘤、免疫缺陷等疾病的防治中,发挥着越来越大的作用。

痛风和高尿酸血症患者可以接种疫苗吗? 答案是肯定的,

尽管有一些研究显示接种某些疫苗可能会出现一些不良反应，但考虑到疫苗的巨大益处，我们不应该因噎废食。虽然一项研究显示，接种重组带状疱疹疫苗可能会激活机体的炎症反应，从而增加痛风急性发作的风险。然而，该研究的方法和不良反应报告机制还有值得商榷的地方，还不能轻易地下结论。另一项来自我国台湾地区的研究显示，65岁及以上老年人接种流感疫苗不会增加痛风发作的风险。因此，不建议因担心诱发痛风发作而拒绝接种疫苗。疫苗接种前后注意休息，适量多饮水，保证充足的营养。另外，少部分痛风患者服用糖皮质激素抗炎症治疗，或者因其他合并症在服用相关药物可能会影响疫苗接种的效果，接种前需要咨询医生，进行药物的调整。

147

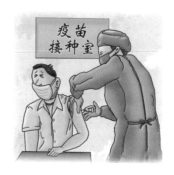

综上所述，接种疫苗对个人和公共健康的益处是巨大的，痛风和高尿酸血症患者在病情稳定期对多数疫苗接种无禁忌，建议您在接种疫苗前与您的医生咨询。

93. 妊娠时会得痛风吗

赵　力　万伟国

痛风虽然在我们的日常生活中比较常见，也许大家身边就有一些朋友患有痛风，但是，您听说过怀孕期间痛风发作吗？

实际上，绝经前女性很少有痛风，这是由于雌激素的保护作用——它能够促进机体排泄尿酸。而且妇女在怀孕时，体内的雌激素水平会更高，痛风发作风险也是大大减少的。但是当生下孩子开始坐月子时,这时我们称为产褥期,由于雌激素的迅速下降,再加上大量的浓汤和进补,痛风发作的风险也会随之升高。另外,分娩时失血和组织破裂可能导致血液中尿酸增加,诱发急性发作。

但万事无绝对,特别在医学上,总会有少之又少的患者在怀孕期间赶上了痛风发作。一个国外的研究团队分析了 8 名在怀孕时痛风发作的女性,她们一共经历了 19 次妊娠过程,其中 6 人在产前发作,7 人在产后发作。产后发作的可能原因上文已经说过,那么产前发作会是因为什么呢?

原来,怀孕对于母亲来说是一件非常复杂的过程,机体会产生很多变化,甚至新发一些疾病,如妊娠期糖尿病。有研究表明,血尿酸水平与空腹血糖水平呈钟形曲线关系,也就是说,尿酸随着空腹血糖的增加而增加。另外,较高的胰岛素水平也会减少肾脏对尿酸的排泄,尿酸水平随胰岛素抵抗呈线性增加。因此,如果在妊娠期间血糖过高,可能会导致痛风的发作。同时,妊娠期间,生活方式发生了改变,运动减少、饮食不控制都有引起痛风大发作的可能因素。

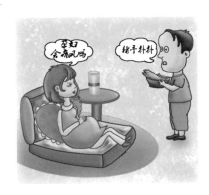

除了妊娠期糖尿病,慢性肾病、遗传因素等都有可能导致怀孕期间的痛风急性发作。当然,总的来说妊娠期间痛风急性发作的概率还是很小的。如果不幸发生的话,由于怀孕时很多常用的抗炎药物使用受限,应该请产科和风湿科医生共同制订治疗方案。

94. 罕见痛风：痛风会发在眼睛里吗

赵 力 万伟国

提到痛风，也许大家想到的是关节炎、痛风石、肾结石等等，但是有一些罕见的患者，他们的眼睛也会受到一定的影响。

眼睛是心灵的窗户，也是我们观察多姿多彩世界的门户。但眼睛是脆弱的，它容易受到血管病变、代谢紊乱和炎症的影响。例如糖尿病引起的视网膜病变是视力损害的主要原因之一，是代谢应激、微血管损伤和炎症共同作用的结果，并且经常发生在糖尿病的早期阶段。

虽然关于痛风引起的眼部病变很少见诸报端，但其实早在19世纪，哈奇森（Hutchinson）博士就已经发现了其中的关联。哈奇森博士发现一些痛风患者会伴有多种眼部结构的病变，如角膜（导致角膜炎）、晶状体（导致白内障）、巩膜（导致巩膜炎）、视神经（导致青光眼和视神经炎）以及视网膜和血管（导致视网膜出血和血栓形成）。眼部发作的特征类似于痛风发作，表现为突然发作、剧烈疼痛和快速消退。在此之后，研究者在多种眼部结构中找到了痛风石，如眼睑、内外眦、结膜、角膜、前房、虹膜、巩膜和眼眶。痛风石如何会跑到眼睛里呢，这是由于痛风石容易在没有血管的人体组织中形成，和局部酸碱度、温度等有关。

在众多痛风相关眼部症状中，最常见的是双眼发红，这是结膜和巩膜血管充血引起的。除此之外，痛风及治疗痛风的糖皮质激素还是诱发白内障的重要危险因素。痛风引起这些眼部症状的原因是什么呢？目前推测痛风引起的炎症反应可能扮演了重要角色。另外，尿酸导致的眼部血管损害也不容忽视，研究发现血尿酸水平升高与糖尿病患者的微血管并发症(包括视网膜病变)的发展密切相关。

虽然上述情况不太常见,但当眼睛发炎和痛风同时存在时,痛风相关眼病也未尝不是一种可能,发生这样的情况,请务必及时就医。

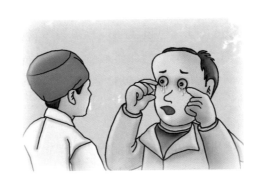

95. 罕见的痛风:痛风会损伤脊柱吗

赵 力 万伟国

痛风最常累及的关节是第一跖趾关节,或者其他的手和脚的关节,但是您能想到发生在脊柱的痛风吗?

虽然不常见,但是当痛风患者的数量足够大时,这样的脊柱痛风患者数量也就不容忽视了。大多数脊柱痛风患者在没有急性发作时是没有任何症状的,而当脊柱痛风急性发作时,最常见的症状就是背痛,也有一些患者可能会影响到神经。在发作部位方面,最常发生于腰椎(94%),并且绝大部分患者不止一个椎体受累。当怀疑有脊柱痛风时,可以进行超声、CT 检查,目前更先进的双能 CT 能更容易显示尿酸盐沉积。下图箭头所指为双能 CT 显示的椎间盘及肋软骨中尿酸盐信号。

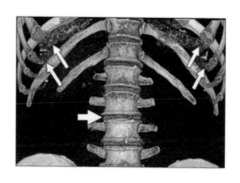

　　研究显示,大多数累及脊柱关节的痛风患者都有很长的痛风病史(平均 14 年),并伴有多个关节的痛风石。有时候患者的血尿酸水平并不高并且也没有症状,这也给筛查增加了困难。

　　在治疗方面,一般同普通痛风一样的药物治疗就能够缓解症状,但如果影响神经造成神经根病、脊髓压迫或脊髓感染时,就可能需要手术治疗了。但是归根结底,如果能够长期将血尿酸控制在合适的水平,尿酸盐也不会在身体里到处乱跑造成各处的损害,因此规范降尿酸治疗是预防出现脊柱痛风的关键。

96. 罕见痛风:痛风会引起皮肤病吗

赵　力　万伟国

　　尿酸盐除了能够沉积在关节和肾脏,还能沉积在身体中任何部位,包括皮肤。播散性皮肤痛风就是一种罕见的痛风皮肤表现,能够在关节以外形成广泛的皮肤或皮下痛风石。

在美国就有这样一位患者,他是 50 岁的肥胖男性,有结肠腺癌和慢性痛风性关节炎病史,不听从医生的嘱咐进行药物治疗和生活方式干预,因左小腿皮肤损伤,切开引流后红肿加重而到急诊科就诊。该患者上臂关节周围可见红斑、丘疹、结节,均为尿酸盐沉积所致。他向医生说他的身体躯干部位、手臂和腿部多年来经常会出现皮疹,以及弥漫性关节痛。入院后他检查了血常规和血尿酸,白细胞和血尿酸均增高。医生对他进行了体格检查,发现上、下肢及腹部有多处皮肤轻度触痛、红斑、色素沉着、坚硬的丘疹结节,最终进行了皮肤的病理检查,发现了尿酸盐的沉积,诊断为播散性皮肤痛风。随后医生给他开具了秋水仙碱和非布司他的处方,但在服药治疗 9 个月的时间里,他的皮肤症状并没有得到改善。

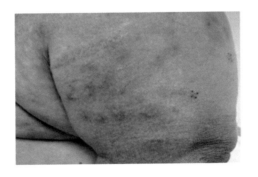

播散性皮肤痛风最常见于男性、亚洲人和长期患痛风的患者,并且经常会影响到下肢的皮肤。和其他罕见部位痛风一样,都是好发于长期痛风控制不佳的患者,因此通过正规降尿酸治疗将尿酸降到适当水平是必不可少的,可不要像文中这位患者一样,不听医生的建议,最后导致严重的后果。

97. 罕见痛风：痛风石会长在鼻子里吗

赵 力 万伟国

前面我们介绍到，罕见的痛风石可以长在眼睛里、脊柱里，那么会不会长到鼻子里？

最近在英国有一位男性患者，他发现自己右侧鼻梁摸上去凸出来一块，并且摸上去还有点儿疼，因此他去了五官科就诊。医生询问了一些基本情况，得知这个部位并没有外伤的情况，身体其他部位也没有类似的症状，但是患者既往有高血压和痛风病史。他的双侧脚踝之前有发作过痛风，并且正在接受别嘌醇和秋水仙碱治疗。尽管一直进行饮食控制和药物治疗，但仍然存在着持续的高尿酸血症。医生检查发现在患者鼻梁右侧有一个直径 2 厘米的肿块，没有压痛，质地坚硬，与皮肤不相连，除了局部皮肤红斑外，没有发炎的迹象，双侧鼻孔是通畅的。鼻窦 CT 检查发现在病变部位有一处高密度的异常肿块，并且侵蚀了部分鼻骨。但是由于鼻部的痛风石很罕见，许多临床医生可能无法根据临床和影像学特征明确此诊断，因此在这种情况下，医生对患者进行了鼻肿块切除手术，将切除的肿块做了病理检查，发现原来是一团痛风石。下图箭头处显示该患者鼻组织中痛风石（白色高信号）和鼻骨侵蚀。

确实，鼻部的肿块会让人更多地想到鼻部肿瘤，或者是皮肤癌（鳞状细胞癌、基底细胞癌、黑色素瘤）和软骨样病变，因此，如果慢性痛风石出现在不常见的位置，则可能会带来诊断的困难。在这种情况下，除了肿块活检病理检查，有高尿酸血症的病史对诊断也十分重要。

最后，我们还是要再次强调，痛风和高尿酸血症患者，需要

153

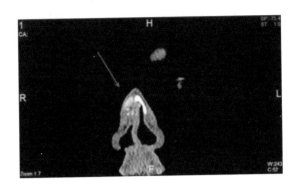

做好生活方式管理,在医生指导下接受药物治疗,维持血尿酸达标,规范的治疗才是预防发生这些罕见、难治性痛风的最佳办法!

98. 痛风与甲状腺疾病也有关系吗

赵 力 万伟国

甲状腺是成年人最大的内分泌腺,位于颈前部,呈"H"形,由于它的形状类似于古代的盾甲,因此称它为甲状腺。甲状腺对我们来说非常重要,可不能像扁桃体或者阑尾一样说切就切,因为它能够产生并分泌甲状腺激素和降钙素。甲状腺激素调控代谢、生长发育等,降钙素则调节体内钙的平衡。甲状腺疾病往往会引起内分泌紊乱,如甲状腺功能亢进或减退,而高尿酸血症也是一种嘌呤代谢紊乱疾病,它们之间有何关系呢?

其实在 60 多年前,就有科学家发现 20% 的男性和 30% 的女性痛风患者患有甲状腺功能减退。后面陆续又有多项研究发现甲状腺功能减退患者容易患高尿酸血症。一项研究表明,甲状腺功能减退患者的高尿酸血症和痛风患病率显著增加,这是由于甲状腺功能减退患者的肾小球滤过率是下降的,而尿酸的排泄自然就减少了。而在甲状腺功能减退患者中,高尿酸血症患病率的增高可能是由于甲状腺功能减退患者代谢率升高,嘌呤代谢加快,尿酸生成也就增多了。

另一方面,综合多篇研究的结果来看,痛风患者和高尿酸血症患者同时患甲状腺功能减退的风险分别增加了 1.51 倍和 1.34 倍,而痛风患者患甲状腺功能亢进的风险增加了 1.25 倍。其中的原因还不太清楚,有动物实验发现高尿酸血症可导致甲状腺功能的异常变化,而降尿酸治疗则可改善甲状腺功能。

值得注意的是,女性痛风患者更容易患自身免疫性甲状腺疾病。实际上,痛风会增加多种自身免疫疾病的风险,如类风湿关节炎、多发性硬化、银屑病等,这可能是由于痛风的炎症环境导致了免疫功能的变化。

所以,我们千万不能小看痛风,觉得反正过几天就能好,就不去进行正规治疗,毕竟这个疾病与多种疾病关系错综复杂,它们之间往往有着"不可告人"的关系呢!

99. 痛风与类风湿关节炎也有关系吗

赵　力　万伟国

类风湿关节炎(rheumatoid arthritis,RA)是一种慢性全身性自身免疫性疾病,可引起关节炎症,主要是手和脚的小关节发生病变,同时 RA 还可导致全身系统和器官的损害,是风湿科最常见和最受关注的疾病之一,在成年人中的患病率为 0.5%～1%。尽管传统上认为痛风和 RA 并存少见,但一项 2007 年的大型流行病学调查发现超过 5% 的 RA 患者同时患有痛风。进一步的研究表明,20% 的血清阴性 RA 患者(即血中 IgM 类风湿因子阴性)关节中有尿酸盐沉积。既然有这么多可能共存的病例,为什么没有发现呢? 一个可能的原因是,RA 患者长期使用非甾体抗炎药或者糖皮质激素,可能掩盖了痛风的症状。

在最近的一项研究中,发现有 6.1% 和 17% 的 RA 患者合并痛风和高尿酸血症,这个比例高于一般人群。虽然痛风/高尿酸血症与 RA 活动或严重程度之间没有关系,但是却能够增加心血管疾病相关的死亡风险,这可能是因为痛风/高尿酸血症会引发一些并发症。

值得注意的是,痛风控制不佳,发展为慢性痛风性关节炎,表现为持续的关节疼痛,累及关节逐渐增多,包括双手关节,有时候与 RA 很难鉴别,而且这时也不同于早期的急性痛风发作,服药效果欠佳。这就促使 RA 诊断标准需要排除痛风在内的其他症状相似的疾病,也增加了诊断的难度。但是随着双能 CT 的发展,以及关节超声检查的日益普遍,这些都有助于鉴别。

因此,当您出现关节痛时,千万不要自己下定论,即使是医生,在复杂的情况下还需要借助于多种检查帮助判断呢,这时候请您务必尽早去医院就诊,只有明确诊断,才能有正确的治疗。

100. 痛风与强直性脊柱炎也有关系吗

赵　力　万伟国

强直性脊柱炎(ankylosing spondylitis, AS)是一种慢性炎症性风湿病,主要影响中轴骨骼(即脊柱和骶髂关节),导致其结构和功能障碍。AS 的临床表现包括慢性背痛和关节炎,也可能出现葡萄膜炎、银屑病和炎症性肠病等。

目前,关于痛风和 AS 共存的研究并不少见。最近一项大型研究对 3 763 名 AS 患者进行了分析,发现有 73 名患者患有痛风,在排除一些混杂因素后,AS 患者患痛风的风险比健康人升高了 1.41 倍。这可能是因为 AS 患者容易发生代谢综合征,这是诱发高尿酸血症的重要因素;另外,大多数的两病共存患者是 AS 先于痛风发生,其中部分患者存在着 AS 相关性肾病或慢性肾功能不全,这也会影响血尿酸水平。和 RA 一样,AS 患者经常会服用非甾体抗炎药,这可能会掩盖痛风发作的症状,正是由于这一因素,痛风和 AS 共存的比例可能被低估了。

其实痛风和其他风湿性疾病有着或多或少的联系,它在系统性红斑狼疮患者中不常见,而在 RA 中则比较多见。银屑病和银屑病关节炎患者常伴有血尿酸升高,有时候血尿酸增高的银屑病关节炎很容易被误认为是痛风。在骨关节炎中,受累的关节可能更容易发生尿酸盐沉积,也会与痛风纠缠不清。

虽然痛风和其他疾病的关系错综复杂,但是防治方法则是万变不离其宗,饮食控制、尿酸达标,做到这些,相信会让不幸罹患多种疾病的患者少一项负担,毕竟相对于其他风湿病,痛风算是个"温柔的杀手"了。

157

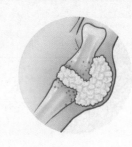

参考文献

［1］高尿酸血症相关疾病诊疗多学科专家共识组.中国高尿酸血症相关疾病诊疗多学科专家共识[J].中华内科杂志,2017,56(3):235-248.

［2］中国慢性肾脏病患者合并高尿酸血症诊治共识专家组.中国慢性肾脏病患者合并高尿酸血症诊治专家共识[J].中华肾脏病杂志,2017,33(6):463-469.

［3］中华医学会,中华医学会杂志社,中华医学会全科医学分会,等.痛风及高尿酸血症基层诊疗指南(2019年)[J].中华全科医师杂志,2020,19(04):293-303.

［4］CARR A, DOYLE A J, DALBETH N, et al. Dual-energy ct of urate deposits in costal cartilage and intervertebral disks of patients with tophaceous gout and age-matched controls [J]. AJR Am J Roentgenol, 2016, 206(5):1063-1067.

［5］FITZGERALD J D, DALBETH N, MIKULS T, et al. 2020 American College of Rheumatology Guideline for the management of gout [J]. Arthritis Rheumatol, 2020,72(6):879-895.

［6］GUZMAN R, DECLERCK B, CREW A, et al. Disseminated cutaneous gout: a rare manifestation of a common disease

[J]. Dermatol Online J, 2020,26(1):13030.

[7] KHANNA I, PIETRO R, ALI Y. What has dual energy CT taught us about gout [J]. Curr Rheumatol Rep, 2021,23(9):71.

[8] RICHETTE P, DOHERTY M, PASCUAL E, et al. 2018 updated European League Against Rheumatism evidence-based recommendations for the diagnosis of gout [J]. Ann Rheum Dis, 2019,79(1):31 – 38.

[9] SHIU W H L, CHENG H M J, CHAN Y T, et al. Gouty tophus: unusual case of nasal lump [J]. Radiol Case Rep, 2021,16(10):2904 – 2907.

[10] VALSARAJ R, SINGH A K, GANGOPADHYAY K K, et al. Management of asymptomatic hyperuricemia: Integrated Diabetes & Endocrine Academy (IDEA) consensus statement [J]. Diabetes Metab Syndr, 2020,14(2):93 – 100.

图书在版编目(CIP)数据

痛风科普100问/朱小霞,万伟国主编.—上海:复旦大学出版社,2023.4(2024.1重印)
ISBN 978-7-309-16377-3

Ⅰ.①痛… Ⅱ.①朱…②万… Ⅲ.①痛风-防治-问题解答 Ⅳ.①R589.7

中国版本图书馆 CIP 数据核字(2022)第 153194 号

痛风科普100问
朱小霞 万伟国 主编
责任编辑/王 瀛

复旦大学出版社有限公司出版发行
上海市国权路 579 号 邮编:200433
网址:fupnet@ fudanpress.com http://www.fudanpress.com
门市零售:86-21-65102580 团体订购:86-21-65104505
出版部电话:86-21-65642845
上海丽佳制版印刷有限公司

开本 890 毫米×1240 毫米 1/32 印张 5.375 字数 125 千字
2023 年 4 月第 1 版
2024 年 1 月第 1 版第 2 次印刷

ISBN 978-7-309-16377-3/R · 1965
定价:68.00 元